BARBARA ZÜST

Der Patienten kompass

Der Weg zum selbstbestimmten Entscheid während der medizinischen Behandlung

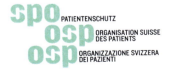

spo PATIENTENSCHUTZ
osp ORGANISATION SUISSE DES PATIENTS
osp ORGANIZZAZIONE SVIZZERA DEI PAZIENTI

Vorwort

Eine der grossen Errungenschaften der letzten 100 Jahre ist sicher die moderne gesundheitliche Versorgung der Bevölkerung und die breite Palette wirksamer medizinischer Methoden. Je komplexer das Gesundheitswesen wird, desto eher braucht es ein partnerschaftliches Modell zwischen Patienten und Ärzteschaft. Das setzt informierte Patienten voraus, die selbstverantwortlich und selbstbestimmt medizinische Entscheide fällen können. Dazu möchte der vorliegende Patientenkompass einen Beitrag leisten und Patienten sowie Angehörige ermutigen, informiert und aktiv am gesamten Behandlungsablauf teilzuhaben.

Der Patientenkompass führt Patienten und Angehörige in fünf Stufen durch den gesamten Behandlungsablauf: Informationen sammeln und bewerten, informiert entscheiden, informiertes Verhalten während der Behandlung und schliesslich informiertes Verhalten im Konflikt. Mit wertvollen Unterlagen und Quellen, mit vielen praktischen Beispielen sowie juristischen Hinweisen konkretisiert die Broschüre diese fünf Schritte und hilft damit den Patienten, ihre proaktive Rolle auch wirklich wahrzunehmen. Dabei gelingt es dem Patientenkompass auch, auf einfache und anschauliche Weise die nötigen methodischen Kenntnisse zu vermitteln, die es zum Beispiel braucht, wenn Patienten die Ergebnisse von medizinischen Studien eigenständig verstehen wollen.

So bleibt zu wünschen, dass der vorliegende Patientenkompass breit genutzt und damit das partnerschaftliche Verhältnis von Patienten, Angehörigen und Ärzteschaft im gesamten Heilungsprozess gestärkt wird.

Felix Gutzwiller
Professor Emeritus, Universität Zürich
Ständerat

Inhalt

Einleitung 7
Ausgangslage und Zielsetzung 7
Abgrenzung 8

INFORMATIONEN SAMMELN 10

Unabhängige Informationen sammeln 12
Unabhängige Informationen zu Krankheit und Therapie? 12
Unabhängige Informationen zur Behandlungsqualität? 14
Unabhängige Informationen zu Medikamenten? 15
Wie erkenne ich einen guten Arzt? 16
Vorbereitung auf das ärztliche Beratungsgespräch 16
SPO-Ratgeber «Abklärungen vor einer Operation» 17
Welche Informationen benötigt der Arzt? 17
Worüber muss mich der Arzt aufklären? 17
Ärztliche Zweitmeinung 19
Personalisierte Medizin (PM) 19

INFORMATIONEN BEWERTEN 22

Kriterien zur Bewertung der Informationen 24
Kommunikation von Statistiken und Risiken 25
Was ist der Unterschied zwischen absoluten und relativen Prozentangaben? 25
Unterschied zwischen kumulativen und absoluten Risikoangaben? 26
Fazit 27
Schutz vor Überbehandlung 29
Was bedeutet Überbehandlung in der Medizin? 29
Versicherungsbestimmungen der Krankenversicherung verstehen 32
Was ist der Unterschied zwischen KVG und VVG? 32
Was muss ich über den KVG-Bereich wissen? 32
Was muss ich über den VVG-Bereich wissen? 33

INFORMIERT ENTSCHEIDEN ... 36

Fundament des medizinischen Entscheids: Patient-Arzt-Gespräch ... 38
Zwei Seiten des Behandlungsentscheids ... 38
Inwieweit kann ein Patient als Laie medizinische Entscheide fällen? ... 40
Was bedeutet die medizinische Indikation? ... 41
Was bedeutet die persönliche Indikation? ... 42
Gemeinsamer Entscheid ... 42
Aspekte eines selbstbestimmten Entscheids ... 44
Was bedeutet für mich der Wert «Vertrauen»? ... 44
Was bedeutet für mich Lebensqualität? ... 45
Habe ich die wesentlichen Alternativen geprüft? ... 46
Habe ich den Zeitpunkt der Behandlung geprüft? ... 46
Wer entscheidet, wenn ich mich nicht mehr äussern kann? ... 47
Habe ich die Folgen des Entscheids geprüft? ... 48

INFORMIERTES VERHALTEN WÄHREND DER BEHANDLUNG ... 52

Allgemeine Massnahmen ... 54
Wie kann ich mich proaktiv verhalten? ... 54
Wie kann ich mich vor Übergriffen schützen? ... 55
Spezifische Massnahmen ... 57
Was kann ich zur eigenen Sicherheit im Spital beitragen? ... 57
Sicherheitsbeitrag zu Hause? ... 61
Klarheit über Behandlungskosten ... 63
Wie sind die Kosten von Leistungen in der Grundversicherung geregelt? ... 63
Wie sind die Kosten im Zusatzversicherungsbereich geregelt? ... 64
Was sollte ich über die Arzt- und Spitalrechnung wissen? ... 66

INFORMIERTES VERHALTEN IM KONFLIKT **68**

    Konstruktive Konfliktlösungen mit dem Arzt **71**
        Wie bereite ich das Gespräch mit dem Arzt vor? 71
        Brauche ich Unterstützung von Dritten? 72
    Rechte und Pflichten von Patienten **72**
        Was sind meine Rechte? 72
        Wie kann ich meine Rechte umsetzen? 75
        Was sind meine Pflichten? 76
    Medizinischer Behandlungsfehler oder Risiko **77**
        Wann liegt eine ärztliche Pflichtverletzung vor? 77
        Wie geht der Patient vor, wenn er einen Behandlungsfehler vermutet? 78
        Welche Anlaufstellen stehen zur Verfügung? 80
        Klärung der Entschädigung mit der Haftpflichtversicherung des Arztes 81
    Konstruktive Konfliktlösungen mit der Krankenkasse **83**
        Grundversicherung 83
        Zusatz- und Unfallversicherung 83

Zusammenfassung:
Der Patientenkompass führt über 5 Schritte der Information durch
den gesamten Behandlungsablauf **86**

Anhang 93
    SPO-Ratgeber 93
    Anlaufstellen 107
    Stichwortverzeichnis 111
    Impressum 114

Einleitung

Zentral in der Beziehung zwischen Patienten und Ärzten ist die Art, wie Informationen vermittelt werden. Dass der Austausch zwischen ihnen gelingt, gewinnt zunehmend an Bedeutung. Denn Patientinnen und Patienten sowie ihre Angehörigen übernehmen immer häufiger eine aktive Rolle, indem sie bei Behandlungen mitentscheiden. Das bedeutet auch, dass Patientinnen und Patienten als «Experten in eigener Sache» das Ergebnis ihrer Behandlung mitverantworten.[1]

Bei Fragen zu medizinischen Untersuchungen und Behandlungen begegnen Patienten und Ärzte zahlreichen Aspekten. Der vorliegende SPO-5-Stufen-Kompass erläutert, welche Abschnitte im medizinischen Kontext beachtenswert sind.

Unser Ratgeber soll Ihnen nicht nur zum Nachschlagen bei Unklarheiten dienen, sondern auch zur vorausschauenden Planung. Er weist Ihnen den Weg zu mehr Sicherheit und Kompetenz in der Rolle als Patientin oder Patient, aber auch als Angehörige.

Ausgangslage und Zielsetzung

Menschen, die krank werden, fühlen sich in ihrer neuen Rolle als Patienten oft unsicher, überfordert und ausgeliefert. Obwohl in der heutigen Zeit viele Informationen zu medizinischen Themen zur Verfügung stehen, empfinden die betroffenen Patientinnen und Patienten nicht selten Ohnmacht, wenn sie sich für eine medizinische Behandlung entscheiden sollen. Sie sind sich bei der Vielzahl von Therapiemöglichkeiten oft nicht sicher, ob sie der ärztlichen Empfehlung folgen sollen. Zudem wissen sie nicht, ob die erhaltenen Informationen auf ihre Richtigkeit und Unabhängigkeit überprüfbar sind. Zwar thematisieren inzwischen diverse Ratgeber die Rechte von Patienten. Weniger üblich

---

[1] Vgl. SAMW-Charta «Zusammenarbeit der Fachleute im Gesundheitswesen» 2014, Seite 3.

sind jedoch praxisnahe und verständliche Konzepte, die Patientinnen und Patienten unterstützen, wenn sie sich mit medizinischen Fragen und Entscheiden vertieft auseinandersetzen.

Das fünfstufige Modell zur Patientenkompetenz bietet Patienten und Angehörigen Hilfestellungen, um sich während der medizinischen Behandlung selbstbestimmt und proaktiv zu verhalten. Die Stufen eins bis drei fokussieren auf Informationsinhalte. Als Erstes geht es darum, wie Patientinnen und Patienten zu unabhängigen Informationen gelangen. In einem zweiten Schritt wird aufgezeigt, nach welchen Kriterien die erhaltenen Informationen zu bewerten sind und wo Fallstricke lauern. Hingewiesen wird dabei unter anderem auf die klassischen Fehler bei der Kommunikation von Statistiken und Risiken. Im dritten Schritt werden grundlegende Aspekte des Behandlungsentscheids und die Rollenverteilung zwischen Arzt und Patient erhellt. Das Klären der jeweiligen Aufgaben und Verantwortlichkeiten erleichtert den Patienten ein selbstbewusstes Auftreten und hilft, die Vertrauensbeziehung zwischen Arzt und Patient zu stärken. Die vierte Stufe zeigt auf, was Patientinnen und Patienten während einer Behandlung zur eigenen Sicherheit beitragen können. Die letzte Stufe schliesslich stellt konstruktive Konfliktlösungsstrategien vor, wenn in der Arzt-Patienten-Beziehung Probleme auftauchen.

Abgrenzung

UNTERSCHIED ZWISCHEN ALLGEMEINER UND THERAPIEBEZOGENER PATIENTENORGANISATION

Diese Anleitung über fünf Stufen richtet sich in erster Linie an Patienten oder Angehörige mit allgemeinen, grundsätzlichen und krankheitsübergreifenden Anliegen. Das 5-Stufen-Konzept umfasst indessen keine spezifischen Hilfestellungen bei bestimmten Erkrankungen, da in der Schweiz bereits über 100 therapiebezogene Patientenorganisationen existieren. Damit sind krankheitsspezifische Organisationen wie Krebsliga oder Rheumaliga gemeint. Diese können ihre Aktivitäten gezielt und vorteilhaft auf die Problemstellungen der jeweiligen Krankheit anpassen.

Bei Fragen bezüglich spezifischer Erkrankungen empfehlen wir Ihnen deshalb, sich zusätzlich an die jeweiligen therapiebezogenen Patientenorganisationen zu wenden. Wichtig ist zu beachten, dass Patientenorganisationen ebenso wie Selbsthilfeorganisationen finanziell stark vom Sponsoring abhängen. Unter den Sponsoren finden sich regelmässig Firmen (v.a. aus der Pharmaindustrie), welche diese Abhängigkeit nicht nur zur offenen oder verdeckten Werbung für ihre Produkte ausznutzen, sondern auch zur Beeinflussung der Tätigkeiten des Patientenvereins.[2]

FRAGEN RUND UM DIE KRANKENVERSICHERUNG

Der Informationsbedarf von Patienten hinsichtlich Fragen rund um die Krankenversicherung ist gross. Dieses Thema ist ein weites Feld und wird in diversen Ratgebern bereits gut und anschaulich erläutert.[3] Wir beschränken uns hier deshalb bewusst nur auf die grundlegenden Aspekte und jene Bereiche, welche Patientinnen und Patienten unserer Erfahrung nach zu wenig beachten.[4]

Der Einfachheit halber verwenden wir im Folgenden die männliche Schreibweise. Die Begriffe «Klinik» und «Spital» werden synonym verwendet.

---

[2] Vgl. Gerhard Kocher, SPO-Patientenzeitung 4/2014.

[3] Vgl. die Beobachter-Ratgeber (z.B. Urs Zanoni, Krankenkasse optimieren, 2009).

[4] Zum Beispiel der Umgang mit allgemeinen und besonderen Versicherungsbestimmungen.

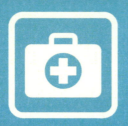

Informationen sammeln

5   Alle Patientennamen in den
    Praxisbeispielen wurden geändert.

BEISPIEL AUS DER PRAXIS

Max Gerber[5], 55-jährig, leidet schon seit einigen Jahren an einer Leistenhernie auf der rechten Seite. Bei einer Leistenhernie (Eingeweidebruch) kann, je nach Grösse der Lücke, Gewebe vom Bauchraum durch die Bauchwand in die Leistengegend ausbrechen. Max weiss nicht, ob er die Leistenhernie operieren lassen soll, und möchte sich deshalb vor dem Gespräch mit dem Arzt selbstständig über die möglichen Therapien informieren.

FRAGEN

Wo findet Max geeignete Informationen, damit er dem Arzt die wichtigen Fragen stellen kann?

Und wie bereitet er sich auf das Gespräch vor?

Unabhängige Informationen sammeln

WIE FINDE ICH UNABHÄNGIGE INFORMATIONEN ZUR KRANKHEIT UND THERAPIE?

Hausärztin Erste Anlaufstelle für Informationen zu Ihren medizinischen Fragen ist idealerweise Ihr Hausarzt oder Ihre Hausärztin. Wenn Sie schon über längere Zeit den gleichen Hausarzt haben, weiss er über den Verlauf Ihrer allenfalls langjährigen Beschwerden bereits Bescheid und hat diese in Ihrer Krankengeschichte aufgezeichnet. Ihr Hausarzt kann Ihnen im Gespräch Ihre Fragen persönlich und direkt beantworten. Zudem kann Ihnen der Hausarzt aufgrund seiner allenfalls bereits langjährigen Erfahrung einen weiteren Therapeuten zur Behandlung oder wenn nötig einen Operateur empfehlen.

Internet Inzwischen googelt über die Hälfte der Bevölkerung bei gesundheitlichen Problemen nach Informationen im Internet. Jedoch nur ein Drittel dieser Patienten gibt dies den Ärzten gegenüber zu.[6] Mit gutem Grund, denn zum Teil ärgern sich Ärzte über das Internet-Wissen ihrer Patienten und lassen diese Haltung mehr oder weniger deutlich durchblicken. Wir ermuntern Ärztinnen und Ärzte, das Googeln als Zeichen des Patientenengagements zu verstehen und zu erkennen, dass besser informierte Patienten mehr leisten können.[7]

Wenn Sie im Internet nach Informationen zu Ihrer Krankheitsdiagnose suchen, treffen Sie oft auf eine zu grosse Fülle von Daten. Zudem ist bei vielen medizinischen Informationen schwer abschätzbar, ob wirklich die Interessen von Patienten im Vordergrund stehen. Wenig bekannt und transparent ist auch die Tatsache, dass sich viele krankheitsspezifische Patientenorganisationen von Pharmafirmen sponsern lassen. Das führt dazu, dass die Informationen der Pharmafirmen über den Nutzen von Medikamenten einseitig dargestellt werden.

---

[6] Anna Sax, Schweizerische Ärztezeitung, 2013; 94, Seite 1655.

[7] Belliger, Krieger (Hg.), Gesundheit 2.0. Das ePatienten-Handbuch, 2014, Seite 27 ff.

Überlegen Sie sich deshalb vor der Recherche im Internet genau, was Sie wissen wollen. Die Suche nach Informationen über Ihre Krankheit oder Therapie im Internet kann unnötige Unsicherheiten und Ängste verursachen. Hilfreich bei der Suche nach ausgewogenen Informationen sind Gütesiegel für Websites, die definierten Anforderungen genügen. So zum Beispiel das national und international am weitesten verbreitete Qualitätslabel «HON» der Stiftung Health On the Net für Gesundheitsinformationen aus dem Web. In der Schweiz wurden bisher über 300 Gesundheitswebsites mit diesem Label zertifiziert. Details finden Sie unter www.hon.ch. Die Stiftung setzt sich für das Einhalten ethischer Regeln ein und hat dazu einen Verhaltenskodex entwickelt. Beachten Sie jedoch, dass auch dieses Qualitätssiegel den korrekten Inhalt einer Website nicht garantieren kann.

Redliche, zuverlässige Anbieter von Gesundheitsseiten im Internet geben klare Auskunft darüber, **wie** sich die Seiten finanzieren und **wer** dafür verantwortlich ist. Zudem müssen die Inhalte begründet und datiert sein sowie letzte Aktualisierungen enthalten. Gute Informationsseiten erwähnen oft auch weiterführende Hinweise oder Links.

Seien Sie sich bewusst, dass die Auswahl der Informationen, die für Sie effektiv relevant und nützlich sind, bereits einiges an Wissen voraussetzt. Internetrecherchen können das Gespräch mit dem Arzt nicht ersetzen.

Telemedizin Die Telemedizin ermöglicht eine internetbasierte ärztliche Onlineberatung. So bietet beispielsweise auch das Universitätsspital Zürich eine solche Beratung an, indem Sie ein Frageformular online ausfüllen können. Unter der Woche können Sie mit einer Antwort innerhalb von 24 Stunden rechnen, sofern die Weiterleitung an einen Fachspezialisten nicht nötig ist. Diese Dienstleistung kostet derzeit Fr. 75.–. Weitere Details finden Sie unter www.onlineberatung.usz.ch.

Viele Krankenversicherte kennen inzwischen auch das Zentrum für Telemedizin Medgate. Im Rahmen spezieller Versicherungsmodelle, die verschiedene Versicherer anbieten, können Sie sich verpflichten, vor jeder Konsultation eines Arztes das telemedizinische Zentrum Medgate anzurufen. So können Sie Prämien sparen und haben den grossen Vorteil, dass Sie rund um die Uhr an sieben Tagen in der Woche eine versierte Ansprechperson haben, die Sie beraten kann.

Zeitschriften, Fernsehen Allgemeine Informationen zu Ihrem Gesundheitsproblem können Sie auch in Zeitschriften oder in Fernsehsendungen finden. In der Regel erhalten Sie dort jedoch nicht konkrete, auf Sie abgestimmte Fakten, sondern nur generelle Hinweise zum jeweiligen Thema. Achten Sie auch bei Zeitschriften und Fernsehsendungen darauf, ob die Interessenverbindungen der Produzenten offengelegt sind. Denn nicht selten sind die Informationen einseitig gewichtet oder ausgewählt, was zu einer Verzerrung der Fakten führt.

UNABHÄNGIGE INFORMATIONEN ZUR BEHANDLUNGSQUALITÄT?

Nicht nur für Laien ist es schwierig, aussagekräftige Angaben zur medizinischen Behandlungsqualität zu finden. Das liegt unter anderem daran, dass der Begriff «Qualität» zu ungenau ist und nicht einfach erfasst, was nötig ist, damit von einer guten Behandlung gesprochen werden kann. Die heutigen operativen Eingriffe sind meist komplex in der Durchführung und Nachversorgung. Das heisst, dass ein abgestimmtes Zusammenspiel von mehreren hochqualifizierten Fachpersonen notwendig ist, damit sich ein Behandlungserfolg einstellt. Dieser ist also primär die Leistung einer Organisation, ähnlich einem Orchester, und nicht mehr wie früher die Leistung eines Einzelnen, also eines Solisten.

Zudem stehen Ergebnisdaten zu bestimmten Eingriffen mangels Forschung gar nicht zur Verfügung. Experten fordern daher dringend mehr Forschung darüber, ob der medizinische Aufwand tatsächlich zu einem für die Patienten angemessenen Nutzen führt.[8]

Fallzahlen, also Angaben, wie oft ein bestimmter Eingriff durchgeführt wird, können relevante Hinweise auf die Erfahrung eines Operateurs liefern. Aber Achtung, wertvoll ist in erster Linie zu wissen, wie oft ein einzelner Operateur bzw. ein Operationsteam und nicht wie oft ein Spital den Eingriff schon durchgeführt hat. Bezüglich Spitalqualität kann die Zahl der Wiedereintritte nach einer Operation ein relevantes Zeichen sein. Ebenso kann die diagnosebezogene Aufenthaltsdauer in einem Spital Auskunft über die Praxis geben und im Vergleich Hinweise liefern.

Immer mehr operative Bereiche sorgen dafür, dass die jeweiligen Fachärzte über ihre Behandlungen ein Register führen mit Angaben zum Behandlungsverlauf. Das Register erfasst gewünschte und unerwünschte Auswirkungen der Behandlung. Somit sind, speziell im längeren Verlauf, auch Aussagen über eine bestimmte Behandlungsqualität möglich. Fragen Sie bei Ihrem Arzt nach, ob bei der Ihnen bevorstehenden Behandlung auch ein Register zur Erfassung der Qualität geführt wird. Auf der Online-Plattform der Schweizerischen Akademie für Qualität in der Medizin (SAQM) sind die meisten Register in der Schweiz erfasst und abrufbar.[9]

So steht beispielsweise das nationale Implantatregister «SIRIS» der Schweizerischen Gesellschaft für Orthopädie und Traumatologie zur Verfügung.[10] Die Ärzte erfassen noch im Operationssaal Kenndaten der eingesetzten Kunstgelenke und übermitteln diese ans Institut für Evaluative Forschung in der Orthopädie. Weitere Meldungen an SIRIS erfolgen, wenn es wegen Komplikationen zu erneuten Operationen am betreffenden Gelenk kommt.

UNABHÄNGIGE INFORMATIONEN ZU MEDIKAMENTEN?

Die Zulassungsbehörde für Medikamente in der Schweiz, Swissmedic, publiziert seit Januar 2013 unter www.swissmedicinfo.ch die aktuellen Fach- und Patienteninformationen. Weitere Informationen liefert das private Unternehmen «Documed» mit dem Arzneimittelkompendium unter www.compendium.ch.

Wenn Sie kritische und unabhängige Informationen suchen, können Sie bei der Schweizerischen Medikamenten-Informationsstelle «SMI», unter www.medi-info.ch fündig werden. Ebenfalls seriöse objektive Bewertungen veröffentlicht die private AG von Infomed unter www.infomed.ch.

---

8 Vgl. Medienmitteilung der SAMW vom 7.11.12 «Nachhaltige Medizin»

9 http://www.fmh.ch/saqm/_service/forum_medizinische_register.cfm

10 http://www.siris-implant.ch

WIE ERKENNE ICH EINEN GUTEN ARZT?

Die Antwort auf diese Frage können eigentlich nur Sie geben. Dafür sollten Sie zunächst auflisten, welche individuellen Werte Ihnen im Verhältnis zum Arzt wichtig sind. Das tun Sie in der Regel intuitiv, Sie können das aber auch gezielt tun. Bedenken Sie, dass jede Eigenschaft der ärztlichen Tätigkeit ihre Vor- und Nachteile hat. Empfängt Sie ein Arzt beispielsweise unpünktlich, kann das ein Zeichen dafür sein, dass er sich bei einem unerwartet schwierigen Problem mehr Zeit für den vorherigen Patienten genommen hat.

Setzen Sie deshalb bei Bedarf Prioritäten. Insbesondere wenn die Arztauswahl bei Ihrem medizinischen Problem begrenzt ist, lohnt sich eine reflektierte Reduzierung auf die wichtigsten Eckpunkte. Dies hilft, die Erwartungen an den Arzt in einem realistischen Rahmen zu halten und beugt unnötigen Enttäuschungen vor.

Zentral ist auf jeden Fall, dass der Arzt auf Sie einen vertrauenserweckenden Eindruck macht. Bei existenziellen Gesprächen muss sich der Arzt ungestört mit Ihnen befassen können. Möglich muss sein, dass Sie Ihre Fragen ungehindert stellen dürfen. Erwarten Sie nicht, dass er auf jede Frage sofort ausführlich antwortet. Oft zeugt es von Stärke, wenn ein Arzt zugibt, etwas im Moment nicht zu wissen oder unsicher zu sein.

Wenn Sie sich ausführlich mit der Wahl des Arztes oder der Arztpraxis befassen wollen, empfehlen wir Ihnen die ausführliche Checkliste für Patientinnen und Patienten «Woran erkennt man eine gute Arztpraxis» der Bundesärztekammer von 2008, erhältlich unter www.arztcheckliste.de.

Vorbereitung auf das ärztliche Beratungsgespräch

Die Zeit, die ein Arzt für das Beratungsgespräch aufwenden kann, ist meist knapp kalkuliert. Empfehlenswert ist deshalb, dass Sie sich auf das Gespräch vorbereiten, damit Sie von der Besprechung maximal profitieren. Am besten ist, wenn Sie Ihre Fragen schriftlich auf einem Blatt notieren und für Antworten Platz lassen. Im Gespräch können Sie so Punkt für Punkt bearbeiten.

INFORMATIONEN SAMMELN

SPO-RATGEBER «ABKLÄRUNGEN VOR EINER OPERATION»

Zur Gesprächsvorbereitung bieten wir Ihnen einen Ratgeber an, der hilft, die relevanten Fragen im Zusammenhang mit einem bevorstehenden Eingriff aufzulisten. Der Ratgeber in Form einer Checkliste enthält neben Hinweisen zur Gesprächsvorbereitung auch Fragen zur Nachbehandlung, zu Kosten und zur Patientenverfügung. Sie finden diese Checkliste im Anhang oder unter www.spo.ch.

WELCHE INFORMATIONEN BENÖTIGT DER ARZT?

Wichtig ist, dass Sie Ihrem Arzt vertrauensvoll alle Fragen stellen, die Sie beschäftigen. Äussern Sie auch Ihre Ängste im Zusammenhang mit der Behandlung. Teilen Sie ihm beispielsweise mit, welche Aktivitäten nach dem Eingriff für Sie besonders wichtig sind. Wollen Sie möglichst früh wieder arbeitsfähig sein oder Sport treiben? Oder legen Sie besonderen Wert auf Ihren Biorhythmus? Vielleicht liegt Ihnen das ästhetische Resultat, beispielsweise der Verlauf der Narbe, besonders am Herzen?

Zögern Sie nicht, Ihrem Arzt diese Wünsche rechtzeitig mitzuteilen. Nur so kann er den Behandlungsplan individuell auf Sie abstimmen. Wir wollen Sie ermuntern, eine aktive Rolle in der medizinischen Behandlung Ihrer Krankheit zu übernehmen. Gut informierte Patientinnen und Patienten können mehr zum Therapieerfolg beitragen, wenn sie sich aktiv einbringen.

WORÜBER MUSS MICH DER ARZT AUFKLÄREN?

Der Arzt muss Sie rechtzeitig über die Diagnose (Zuordnung zu einer Krankheit) und alle Informationen zur Behandlung in einer verständlichen Sprache aufklären, damit Sie selbstbestimmt dem Therapievorschlag zustimmen oder diesen ablehnen können. Zentral ist dabei, dass Sie die Abwägung zwischen Risiken und Nutzen der Behandlung nachvollziehen und bejahen können. Insofern sind die möglichen alternativen Therapiemöglichkeiten von besonderer Bedeutung. Das Abwarten und Beobachten einer Krankheit kann durchaus auch eine gute Strategie sein.

Das gilt laut Experten auch bei Eingriffen: «Das Ziel der Chirurgen ist nicht nur, Operationen zu verbessern, sondern auch Operationen zu vermeiden.»[11]

Wenn der Arzt Sie über Risiken aufklärt, ist nicht die Menge an Information entscheidend. Viel wichtiger ist für Sie, ob der Arzt die Information verständlich vermitteln kann. Insbesondere sollten Sie sich über die Auswirkungen von Risiken im Klaren sein. Erwähnt der Arzt beispielsweise bei einer operativen Hämorrhoiden-Behandlung (Schleimhautknoten beim Analausgang) als Risiko eine mögliche Verletzung des Schliessmuskels, so kann sich das beim Patienten als anale Inkontinenz auswirken. Das bedeutet, dass Sie den Stuhlgang nicht mehr selbst regulieren können. Diese Auswirkung kann Ihre Lebensqualität sehr stark beeinträchtigen. Deshalb ist es so wichtig, dass Sie sich bei Aussagen über Häufigkeit und Schwere möglicher Risiken über deren Bedeutung im Klaren sind. Der Arzt fokussiert primär die anatomischen Umstände. Welche Wirkung und Bedeutung diese Umstände in Ihrem Leben haben können, sollten Sie erfragen. Warum etwas wehtut (wissenschaftliche Erkenntnis), ist für Sie oft weniger wichtig als die Frage, wie der Schmerz gelindert werden kann.

Wir empfehlen Ihnen, eine Begleitperson zum Gespräch mitzunehmen. Die Anwesenheit Ihrer Vertrauensperson kann Ihnen dabei helfen, mutig und ohne Scheu kritische Fragen zu stellen. Sinnvoll ist, wenn die Begleitperson die Antworten protokolliert, sodass Sie zu Hause in Ruhe über das Gespräch nachdenken können. Eine Studie zeigt, dass sich nach einem Arzt-Patienten-Gespräch weniger als 10 Prozent der Patienten unmittelbar an den Inhalt erinnern können.[12] Fragen Sie bei Untersuchungen ungeniert nach, ob diese unerlässlich sind oder ob sie nur einer vorläufigen Klärung dienen. Gut für Sie zu wissen ist, ob die Ergebnisse effektiv den Therapieentscheid beeinflussen. Sie können jederzeit eine Kopie der Untersuchungsergebnisse (Laborbefunde etc.) verlangen.

---

11 Prof. Hartwig Bauer, Generalsekretär der Deutschen Gesellschaft für Chirurgie.

12 North Carolina, Kaler, Roberts, Fletcher, 1994 (aus Gerd Gigerenzer).

13 Gerhard Schwarz, Verkehrte Welt im Gesundheitswesen, NZZ vom 24. Oktober 2014.

14 Urs Gasche, Warum in der Schweiz häufiger operiert wird, Tages-Anzeiger vom 18. August 2013.

Ärztliche Zweitmeinung

Bereits seit Jahren wird darüber diskutiert, weshalb in bestimmten Regionen gewisse Eingriffe, z.B. Gebärmutterentfernungen oder Mandeloperationen, sehr viel häufiger vorkommen als in anderen. Inzwischen ist belegt, dass sich diese Behandlungsunterschiede in den verschiedenen Kantonen medizinisch nicht begründen lassen. Bekannt ist, dass auch Vergütungszahlen über Diagnose- und Therapieverfahren entscheiden. Zwischen der Ärztedichte und den Gesundheitskosten besteht eine mittlere bis starke Verbindung.[13] Beispielsweise werden im Kanton Waadt pro Einwohner fast doppelt so viele Untersuchungen mit einem Herzkatheter durchgeführt wie im Kanton St.Gallen.[14] Es gibt Spitäler, die ihren Kaderärzten vertraglich Umsatzzahlen vorgeben.

Damit Sie sich beim Entscheid für einen bestimmten Eingriff sicherer fühlen sowie um einer Überbehandlung vorzubeugen, empfiehlt sich das Einholen einer ärztlichen Zweitmeinung. Diese sogenannte «Second Opinion» ist inzwischen für viele Ärzte Routine geworden, sodass Sie keine Skrupel haben müssen, Ihren Arzt darüber zu informieren. Im Normalfall unterstützt er Sie dabei.

Wenn Sie sich eine zweite Meinung ohne Kostenfolge zu Ihren Lasten einholen wollen, ist das Vorgehen unbedingt vorher mit der Krankenkasse abzusprechen. Achten Sie zudem darauf, dass Sie wirklich eine unabhängige Zweitmeinung erhalten, d.h. allenfalls einen Arzt aus einem anderen Kanton konsultieren. Holen Sie sich dazu, wenn nötig, Hilfe von einer unabhängigen Patientenorganisation.

Personalisierte Medizin (PM)

Seitdem die Filmschauspielerin Angelina Jolie ihr Brustkrebsrisiko mit Gentests hat abklären lassen und sich daraufhin auch prompt die Brüste amputieren liess, ist das Thema der Personalisierten Medizin in aller Munde. Noch existiert für den Begriff «Personalisierte Medizin» keine allgemein anerkannte Definition. Die Schweizerische Akademie der Medizinischen Wissenschaften (SAMW) bevorzugt den Begriff «Individualisierte Medizin».[15]

Im Kern basiert diese Präzisionsmedizin auf der Analyse von persönlichen Biomarkern wie genetische, biochemische und biophysikalische Merkmale. Dank neuem Verständnis der molekularen Vorgänge können Prognosen besser gestellt und Behandlungen gezielter angewandt werden.

Gentests aus dem Internet Die schweizerische Expertenkommission für genetische Untersuchungen beim Menschen (GUMEK) warnt jedoch vor Gentests aus dem Internet und rät, von solchen Angeboten nicht Gebrauch zu machen, sondern sich bei Fragen an einen Arzt zu wenden. Die GUMEK bewertet anonyme Risikoprofile, die ausschliesslich genetische Risikofaktoren berücksichtigen, was bei Internetangeboten typischerweise der Fall sei, als unseriös und irreführend.[16] Die ausführlichen Empfehlungen sind erhältlich unter www.bag.admin.ch/gumek.

Bei bestimmten Krankheiten kann es sinnvoll sein, einen Gentest mit Konsultation eines Facharztes durchzuführen. Insbesondere bei familiärer Belastung mit speziellen Krebsarten, wie dies bei Angelina Jolie offenbar zutraf, können genetische Abklärungen Nutzen bringen. Beachten Sie dabei, dass auch die Versicherungen an den Daten interessiert sind. Schon heute dürfen Privatversicherer vor Versicherungsabschluss unter bestimmten Voraussetzungen zulässigerweise die Offenlegung von genetischen Untersuchungen verlangen (z.B. Lebensversicherungen bei Summen über Fr. 400 000.–).[17]

---

15 Potential und Grenzen von «Individualisierter Medizin», Positionspapier SAMW, Seite 10, 2012.

16 Empfehlung der Expertenkommission für genetische Untersuchungen beim Menschen, GUMEK, abrufbar unter www.bag.admin.ch/gumek, Stand 12.2008.

17 Art. 28 GUMG; Bundesgesetz über genetische Untersuchungen beim Menschen, SR 810.12.

18 https://www.unispital-basel.ch/das-universitaetsspital/bereiche/chirurgie/kliniken-institute-abteilungen/allgemeine-chirurgie/abteilungen/viszeralchirurgie/hernienchirurgie

INFORMATIONEN SAMMELN

PRAXISBEISPIEL MAX GERBER

FRAGEN
- **Wo findet Max geeignete Informationen, damit er dem Arzt die wichtigen Fragen stellen kann?**
- **Und wie bereitet er sich auf das Gespräch vor?**

ANTWORTEN
- Max möchte vor den Arztgesprächen die Grundbegriffe der Leistenhernien-Operation kennenlernen. Er sucht Informationen via Homepage des Spitals, das für seine Behandlung in Frage käme. Da er in Basel wohnt, stöbert er auf der Homepage des Universitätsspitals Basel nach Erklärungen und findet schliesslich für ihn befriedigende Erläuterungen mit Bildern zur Leistenhernien-Chirurgie.[18] Mit diesen Bildern im Hinterkopf fällt es ihm leichter, Fragen zu stellen. Max bespricht sich mit seinem Hausarzt, den er kennt und dem er Vertrauen entgegenbringt. Da der Hausarzt Max nicht selber operieren kann, ist eine Überweisung zu einem Chirurgen nötig.

- Max bereitet sich daher auf das nächste Arztgespräch vor, indem er die SPO-Checkliste «Abklärungen vor einer Operation» vorher liest und sich dann die für ihn wesentlichen Fragen auf einem Blatt notiert. Er lässt sich zum Gespräch von seiner Freundin begleiten. Sie wird die Antworten des Arztes stichwortartig aufschreiben. Vom operierenden Arzt erhält Max konkrete Angaben über das Vorgehen beim Eingriff und die Nachbehandlung. Zur Vorbereitung gehört auch das Aufklärungsprotokoll für den Eingriff. Dieses Protokoll, auch Operationseinwilligung genannt, bespricht der Arzt mit Max. Zu Hause liest Max diese Informationen nochmals in Ruhe durch und bespricht sich mit Angehörigen. Dann unterschreibt er das Protokoll und behält eine Kopie davon bei sich.

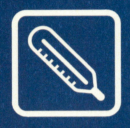

Informationen bewerten

BEISPIEL AUS DER PRAXIS

Anna Müller[19], 45 Jahre alt, überlegt sich eine Teilnahme am Mammografie-Screening. Ihr wurde gesagt, das Brustkrebs-Risiko betrage 10 Prozent. Zudem habe sie einen Nutzen von 25 Prozent, wenn sie am Screening teilnehme.

FRAGEN

Diese Zahlen ängstigen Anna Müller.

Was bedeuten diese Prozentzahlen zu Risiko und Nutzen?

Was muss sie bei Zahlenangaben beachten?

Kriterien zur Bewertung der Informationen

Sie können sich als Patient insbesondere dann aktiv am medizinischen Entscheidungsprozess beteiligen, wenn «evidenzbasierte» Informationen vorliegen. Evidenzbasierte Medizin (EBM = evidenzbasierte Medizin oder nachweisbasierte Medizin) verbindet systematisch wissenschaftliche Erkenntnisse aus patientenbezogener Forschung mit ärztlicher klinischer Erfahrung. Evidenzbasierte Entscheidungen beziehen den Patienten mit seinem individuellen Problem, seinen Wünschen und Wertungen mit ein.[20]

Im Gegensatz dazu basieren «eminenzbasierte» Informationen lediglich auf Aussagen oder Erfahrungen von Experten, die den örtlichen Gewohnheiten entsprechen, sich jedoch nicht nachweisen lassen. In der Medizin sind allerdings Therapien häufig, deren Wirkungen zwar auf guten Erfahrungswerten beruhen, wissenschaftlich jedoch noch nicht überprüft wurden. Wichtig ist, auf einen allenfalls fehlenden Nachweis der Wirksamkeit zu achten. Die Zulassung von Medikamenten bedeutet beispielsweise nicht, dass deren Langzeitwirkungen und Langzeitnebenwirkungen geprüft wurden.

Zentral ist für Sie, in Erfahrung zu bringen, wie sich der Therapievorschlag oder die Behandlung auf Ihr Leben auswirkt. Fragen Sie nach dem spürbaren Nutzen der Behandlung. Wie sich beispielsweise Ihr Cholesterinspiegel nach Einnahme eines Cholesterinsenkers ändert, ist für Sie nicht wesentlich. Wesentlich ist für Sie die Frage, ob dieses Medikament Ihre Lebenserwartung, Ihre Lebensqualität oder die Dauer Ihrer Beschwerden ändert. Sie erfahren mehr über formale und inhaltliche Qualitätskriterien von Gesundheitsinformationen mit der Checkliste zur Bewertung von Gesundheitsinformationen in der Broschüre «Kompetent als Patient» unter www.tk.de.[21]

---

20 Vgl. Evidenzbasierte Medizin, Institut für Sozial- und Präventivmedizin, Medizinische Fakultät der Uni Bern, überarbeitete Version März 2007, Seite 3.

21 http://www.tk.de/centaurus/servlet/contentblob/230330/Datei/2332/TK-Broschuere-Kompetent-als-Patient.pdf

22 Prof. Dr. med. Ingrid Mühlhauser, Der Radiologe 4/2002, Seite 299.

23 Prof. Gerd Gigerenzer, BMJ 2003; Seite 327.

INFORMATIONEN BEWERTEN

Kommunikation von Statistiken und Risiken

WAS IST DER UNTERSCHIED ZWISCHEN ABSOLUTEN UND RELATIVEN PROZENTANGABEN?

Alles was wirkt, hat auch Nebenwirkungen. Seriöse Informationen führen erwünschte und unerwünschte Wirkungen in gleichwertiger Art und Weise auf. Inzwischen zeigen Studien, dass Trugschlüsse und Fehlurteile über Gesundheitsinformationen, je nach Art der Darstellung von wissenschaftlichen Ergebnissen, bei Ärzten und Patienten programmiert sind.[22] Denn unser Verständnis von Information und unser Entscheidungsverhalten wird wesentlich durch die Art und Weise der Darstellung beeinflusst (Framing of Data).[23]

Risiken von medizinischen Behandlungen oder Medikationen sollten nicht mit Wahrscheinlichkeiten angegeben werden, sondern mit Häufigkeiten, da diese besser verständlich sind. Mit der Angabe von Häufigkeiten bezüglich einer Nebenwirkung, beispielsweise «zwei von zehn Patienten sind betroffen», wird die Bezugsmenge sofort klar, was Missverständnisse verringert. Vorsicht ist auch geboten bei Prozentangaben über die *relative* und *absolute* Wirkung einer medizinischen Massnahme. Die folgende Tabelle illustriert das Problem:

Aussagekraft von absolutem und relativem Nutzen

Patienten 1000	Rettungsmassnahme	Patienten 1000	Rettungsmassnahme
400 sterben	100 Patienten überleben Relativer Nutzen: 25 Prozent	4 sterben	1 Patient überlebt Relativer Nutzen: 25 Prozent
	Absoluter Nutzen: 10 Prozent		Absoluter Nutzen: 1 Promille

25

Linke Seite der Tabelle: Stellen Sie sich eine Rettungsmassnahme (Medikament oder medizinische Behandlung) vor, durch die bei einer Gesamtmenge von 1000 Patienten nur noch 300 Patienten statt 400 Patienten sterben. Diese Massnahme rettet somit 100 Patienten das Leben, relativ gerechnet (100 von der Bezugsmenge 400) sind dies ¼ oder 100. Daraus resultiert aufgrund der Massnahme eine relative Verbesserung von 25 Prozent und eine absolute Verbesserung von 10 Prozent (100 von der Gesamtmenge 1000).

Rechte Seite der Tabelle: Stellen Sie sich wieder eine Massnahmen bei einer Bezugsmenge von 1000 Patienten vor, bei der nur noch 3 statt 4 Patienten sterben. Daraus resultiert, dass ein Leben gerettet wird, also wieder eine relative Verbesserung von 25 Prozent In absoluten Zahlen werden jedoch nur 1 Promille aller Patienten gerettet (1 von der Gesamtmenge 1000).

Daraus ersehen Sie, dass die Angabe von relativem Nutzen in Prozent ohne absolute Nutzenangabe für Sie keine Aussagekraft hat, sondern im Gegenteil sogar irreführend ist. Dies führt Gerd Gigerenzer in seinem Buch «Bessere Ärzte, bessere Patienten, bessere Medizin» gut aus.

UNTERSCHIED ZWISCHEN KUMULATIVEN UND ABSOLUTEN RISIKOANGABEN?

Auch *kumulative* (angehäufte bzw. aufsummierte) Risikoangaben sind mit Vorsicht zu geniessen. Eine kumulative Risikoangabe enthält über viele Jahre angehäufte bzw. zusammengerechnete Werte, z.B. ein Erkrankungsrisiko, das von der Geburt an jährlich aufsummiert wird. Solche kumulativen Risikoangaben führen zu übertriebenen Erwartungen und unbegründeten Ängsten, so beispielsweise bei der Aufklärung über das Erkrankungsrisiko bei Brustkrebs. In der Beratung sollte das absolute und aktuelle Erkrankungsrisiko innerhalb eines Jahres, in Abhängigkeit der Altersklasse angegeben werden. Und zwar in Häufigkeitsangaben statt Prozentangaben.[24]

Zur Illustration die Tabelle auf der folgenden Seite: Wie hoch ist für eine Frau das Risiko, an Brustkrebs zu erkranken? Oft

---
24 Prof. Rainer Kürzl, Deutsches Ärzteblatt, Jg. 101, Heft 36, 3. September 2004, S. 2390.

25 Prof. Rainer Kürzl, Deutsches Ärzteblatt, Jg. 101, Heft 36, 3. September 2004, S. 2388.

INFORMATIONEN BEWERTEN

Kumulatives Brustkrebsrisiko	Absolutes Brustkrebsrisiko
Das Risiko eines weiblichen Neugeborenen, bis zum 80. Lebensjahr an Brustkrebs zu erkranken beträgt:	Das absolute Risiko einer 55-Jährigen, innerhalb des nächsten Jahres an Brustkrebs zu erkranken beträgt:
ca. 10 Prozent	ca. 0,2 Prozent

erhalten Frauen die Antwort, das Risiko betrage 10 Prozent. Diese Angabe ist an sich nicht falsch. Nicht klar ist jedoch, dass es sich dabei um eine *kumulative* Angabe handelt.

Diese Risikoangabe ist irreführend, weil sich in der Regel nicht Neugeborene, sondern eher 50-jährige Frauen über das Erkrankungsrisiko erkundigen. Wenn also eine 55-jährige Frau wissen möchte, wie hoch ihr Risiko ist, innerhalb eines Jahres an Brustkrebs zu erkranken, so lautet die Antwort in Form der *absoluten* oder *aktuellen* Risikoangabe: 0,2 Prozent. In Häufigkeiten statt Prozentangaben heisst das, dass von 1000 Frauen im Alter von 55 Jahren 2 Frauen innerhalb eines Jahres an Brustkrebs erkranken.[25]

FAZIT

Wenn Sie über Risiken von Erkrankungen aufgeklärt werden, lohnt es sich, Ruhe zu bewahren. Fragen Sie beim Arzt nach, von welchen Risiken die Rede ist. Handelt es sich dabei um kumulative, absolute, oder relative Prozentangaben? Gerade weil diese Frage oft schwierig zu beantworten ist, sollten Sie nach Häufigkeiten und nicht nach Prozentzahlen fragen. Bei einer Prozentangabe ist zudem nicht klar, ob damit ein Unterschied oder eine relative Zu- oder Abnahme ausgedrückt werden soll. Genaues Nachfragen hilft Ihnen, den Sachverhalt richtig zu verstehen und die Lage besser einzuschätzen.

Zu beachten ist auch die Darstellung, die irreführend sein kann. Eine Massnahme die zu 99 Prozent erfolgreich ist, vermittelt mehr Sicherheit als die Aussage, die Massnahme beinhalte ein Risiko, das sich bei 1 von 100 Patienten realisiert.[26]

Eine wichtige Frage an den Arzt ist auch, wie viele Patientinnen am Screening teilnehmen müssen, damit eine Patientin davon profitiert. So finden beispielsweise laut Faktenblatt der Krebsliga[27] beim Mammografie-Screening vier Überdiagnosen pro gerettete Frau statt.

Auch bei der Prostata-Vorsorge-Untersuchung zeigen Studien, dass 1410 Männer untersucht und 48 behandelt werden müssen, um zu verhindern, dass 1 Mann an Prostatakrebs stirbt. Somit werden 47 Männer ohne Notwendigkeit behandelt und müssen Folgeschäden wie Impotenz und Inkontinenz in Kauf nehmen.[28]

Diese statistische Angabe, auch «number needed to treat» oder NNT genannt, ist somit ein Mittel, das die Wirksamkeit einer Therapie oder Screening-Untersuchung in Zahlen erfasst.

Klärt Sie der Arzt über Risiken auf, steht die Verständlichkeit der Information im Vordergrund. Dabei ist es wie bei einem Medikament. Das beste Medikament nützt nichts, wenn es vom Körper nicht aufgenommen werden kann.[29] Für eine gelungene Informationsvermittlung und -verarbeitung sind Arzt wie Patient verantwortlich. Fragen Sie beim Arzt bei Unklarheiten nach und wiederholen Sie am Ende des Gesprächs in eigenen Worten die Aussagen des Arztes. Damit können Sie überprüfen, ob Sie alles richtig verstanden haben.

---

26 Framing-Effekt, Klemperer

27 https://assets.krebsliga.ch/downloads/1451.pdf

28 Gesundheitsdossier Prostatavergrösserung der mediX, Seite 4, abrufbar unter http://www.medsolution.ch/shop/data/pdf/medix-zürich-prostata-vergroesserung.pdf

29 Belliger, Krieger (Hg.), Gesundheit 2.0, Das ePatienten-Handbuch, Seite 33.

INFORMATIONEN BEWERTEN

Schutz vor Überbehandlung

WAS BEDEUTET ÜBERBEHANDLUNG IN DER MEDIZIN?

In den letzten Jahren gelangte das Phänomen «Überbehandlung», das unter medizinischen Fachpersonen schon länger diskutiert wird, zunehmend auch laiengerecht in den Fokus der öffentlichen Gesundheitsdiskussion. Unter verschiedenen Begriffen wie «Überdosis Medizin»[30], «Diagnose-Epidemie»[31] oder «Medikalisierung»[32] berichten die Medien über die schädlichen Auswirkungen unnötiger Medizin.

Die Nachhaltigkeit unserer Medizin stellt auch die Schweizerische Akademie der Medizinischen Wissenschaften (SAMW) in Frage. Unbestritten ist, dass bei medizinischen Behandlungen der Nutzen nicht immer vorhanden ist, überschätzt oder falsch interpretiert wird.[33] Einer der zentralen Gründe ist, dass die Leistungserbringer (Industrie, Ärzte etc.) die Nachfrage nach medizinischen Behandlungen seitens der Patienten stark steuern.[34]

Inzwischen warnen auch Ärzte selbst vor Spitälern, die aus finanziellen Gründen Operationen durchführen, die nicht nötig wären.[35] Andere Ärzte berichten über Krankenhäuser, die ihren Angestellten vertraglich ein gewisses Umsatzwachstum vorgeben.[36]

Aus Sicht des Patientenschutzes ist ein gesetzliches Verbot aller mengenabhängigen Zielvereinbarungen zu diskutieren. Der Ärztedachverband FMH lehnt im Rahmen seines Positionspapiers zu Bonusvereinbarungen in Spitalarztverträgen zielbezogene Boni ab, insbesondere solche, die an Mengenziele geknüpft sind.[37] Die Spitäler sollen öffentlich darlegen, ob und in welcher Form sie ihren Ärzten Verträge mit zielbezogenen Boni unterbreiten. Die kontraproduktiven Effekte von Boni seien empirisch belegt.

30 Martina Frei, Sonntagszeitung vom 15. Juli 2012.

31 Dr. Gilbert H. Welch, Overdiagnosed. Making People Sick in The Pursuit of Health, Beacon Press 2011.

32 Urs Hafner, Schweizerischer Nationalfonds – Akademien Schweiz: Horizonte Nr. 96, März 2013, Seite 14.

33 Nachhaltige Medizin, Positionspapier der SAWM, 2012.

34 Nachhaltige Medizin, Positionspapier der SAWM, 2012, Seite 13.

35 Prof. A. Schmid, Berner Zeitung, 7. März 2013, Interview mit Prof. Schmid.

36 Prof. D. Scheidegger, Schweizerischer Nationalfonds – Akademien Schweiz: Horizonte Nr. 96, März 2013, Seite 13.

37 Boni – die Position der FMH, Schweizerische Ärztezeitung, 2013; 94, Seite 1935.

Amerikanische Facharztgesellschaften haben offiziell folgende fünf
zu häufig durchgeführte Behandlungen ausfindig gemacht:
- Antibiotika-Abgabe bei Virusinfektionen der oberen Atemwege
- Bluttransfusionen
- Paukendrainagen mit Paukenröhrchen bei kurzzeitiger Mittelohrentzündung
- Geburtseinleitung ohne medizinischen Grund
- Behandlungen der Herzkranzgefässe mittels Schlauch (Katheter), der durch die Leiste eingeführt wird (elektive perkutane Koronarintervention).[38]

Charta der Schweizerischen Chirurgen Im Rahmen des 100-jährigen Jubiläums stellt der Verband der Schweizerischen Chirurgen eine Charta[39] gegen unzulässige finanzielle Anreize vor.[40] Damit thematisieren die Chirurgen auch intransparente Provisions- und Pay-back-Zahlungen bei Überweisungen von Patienten in ein Spital. Im Internet sollen künftig alle Ärzte und Spitäler ersichtlich sein, welche die Charta unterzeichnet haben. Prof. Ralph Alexander Schmid empfiehlt deshalb den Patienten, ihren Arzt bei jeder Überweisung in ein Spital zu fragen, ob er vom Spital dafür finanziell entschädigt wird.

Computertomografie-Untersuchungen (CT) Auch wenn inzwischen in Fachkreisen und bei Laien bekannt ist, dass weniger Medizin gesünder sein kann, bleibt es im Einzelfall für den Patienten schwierig abzuschätzen, welche medizinischen Abklärungen effektiv nötig sind. Das zeigt sich beispielhaft auch im Rahmen von CT-Untersuchungen. Die Computertomografie ist ein bildgebendes Verfahren beim Röntgen, das Schnittbilder liefert.

Radiologen (Röntgenfachärzte) werden generell schnell verdächtigt, unnötige CT-Untersuchungen durchzuführen, um damit die teuren Geräte zu amortisieren. Verständlich ist dies insbesondere in der Schweiz als Land mit einer der höchsten Gerätedichten.[41] Laut Studien sind 20 bis 30 Prozent der Röntgenuntersuchungen unnötig.[42]

Von Patientenseite ist speziell auf Notfallabteilungen, also in Situationen, in denen der Betroffene unter akuten Schmerzen leidet, das Verlangen nach einer CT-Untersuchung schnell zu hören. Während der Nutzen für die Patienten oft ungewiss ist, liegt der finanzielle Vorteil für die Ärzte auf der Hand. Leider wollen Patienten in stressigen Notfallsituationen manchmal

INFORMATIONEN BEWERTEN

auch von umfassend aufklärenden Radiologen nicht hören, dass CT-Untersuchungen selbst bei niedrigen Strahlendosen das Krebsrisiko erhöhen. Vor allem bei Kindern ist indessen der gedankenlose Einsatz von CT-Untersuchungen zu vermeiden. Experten haben ein bis zu dreifach erhöhtes Krebsrisiko bei Kindern errechnet, die unter 15 Jahren mit einer spezifischen Strahlendosis konfrontiert werden.[43] Diese Risiken müssen Ärzte kommunizieren und von Patienten zur Kenntnis genommen werden.

Nicht selten verlieren Patienten, die viele Röntgenuntersuchungen beanspruchen mussten, die Übersicht wann wo welche Bilder gemacht wurden. Helfen Sie mit, Doppeluntersuchungen zu vermeiden, indem Sie sich einen Röntgenpass zulegen. Diesen Pass stellt die SPO für Fr. 8.– zur Verfügung[44] und ermöglicht Ihnen damit die übersichtliche Auflistung aller bereits vorhandenen Röntgenbilder.

Unter www.spo.ch erfahren Sie mehr zum Thema.

---

38 Schweiz Med Forum 2013;13 (48), Seite 974.

39 http://www.sgc-ssc.ch/fileadmin/downloads/Pressemappe_MK130306_d/02_Charta_Charte_df.pdf

40 Berner Zeitung, Prof. Ralph Alexander Schmid, 7. März 2013.

41 OECD-Bericht 2011 und NZZ vom 30. Dezember 2012.

42 Philipp Trueb, Sektionsleiter Strahlenschutz im BAG, Schweiz am Sonntag vom 3. November 2013.

43 Pearce MC et al. 2012, Lancet

44 Bestellen mit Anruf bei der SPO-Beratungsstelle oder via www.spo.ch/Röntgenpass direkt anfordern.

Versicherungsbestimmungen der Krankenversicherung verstehen

WAS IST DER UNTERSCHIED ZWISCHEN KVG UND VVG?

Wahrscheinlich erhalten auch Sie jedes Jahr Telefonanrufe von Krankenkassen-Maklern, die Sie zu einer kostengünstigen Krankenkasse lotsen wollen. Wenn Sie einen Versicherungswechsel in Betracht ziehen, müssen Sie sich über die Kündigungsmodalitäten erkundigen. Strikt zu trennen ist dabei die obligatorische (öffentlich-rechtliche) Grundversicherung von der privatrechtlichen Zusatzversicherung.

- Die Grundversicherung stützt sich auf das Krankenversicherungsgesetz (KVG), das den Leistungsumfang für alle Versicherten in der Schweiz **gesetzlich gleich** regelt.

- Die Zusatzversicherungen basieren jedoch nur auf einem privatrechtlichen Rahmengesetz, dem Versicherungsvertragsgesetz (VVG), das den Versicherern in der Pflicht zur Leistungsübernahme freie Hand lässt. Die jeweilige Versicherungsdeckung regelt jede Versicherung **vertraglich separat.**

WAS MUSS ICH ÜBER DEN KVG-BEREICH WISSEN?

Der Abschluss einer Grundversicherung ist für alle in der Schweiz wohnhaften Personen obligatorisch. Für welche Leistungen diese Grundversicherung aufkommen muss, regelt der schweizerische Gesetzgeber. Deshalb haben alle Versicherten im Bereich der Grundversicherung prinzipiell den gleichen Anspruch auf Kostenübernahme bei medizinischen Leistungen. Die Praxis zeigt indessen, dass Versicherer diese Ansprüche zum Teil unterschiedlich handhaben. Denn das Krankenversicherungsgesetz definiert die medizinischen Leistungen nicht in jedem Bereich klar und abschliessend.

Für Leistungen, die mit Sicherheit über das Obligatorium hinausgehen, empfiehlt sich der Abschluss einer Zusatzversicherung. Zum Beispiel für Zahnbehandlungen oder für die freie Arztwahl in Privatspitälern.

WAS MUSS ICH ÜBER DEN VVG-BEREICH WISSEN?

Der Zusatzversicherer kann frei bestimmen, welche medizinischen Leistungen er versichern will, und offeriert entsprechende Versicherungsprodukte. Basis und Rahmen der Produkte werden vertraglich geregelt.

Für Sie ist deshalb sehr wichtig, bei Ihrer Zusatzversicherung einen Blick auf diese Vertragsbestimmungen zu werfen. Diese nennen sich «allgemeine und besondere Versicherungsbestimmung» (AVB und BVB) oder «allgemeine und besondere Geschäftsbestimmungen» (AGB und BGB). Achten Sie darauf, immer die aktuellen Bestimmungen zur Hand zu haben. Es reicht nicht, nur die Police Ihrer Krankenkasse im Dossier abzuheften. Zu Ihrer Police gehören immer die jeweils aktuellen AGBs, die Sie jederzeit auf Verlangen von Ihrem Versicherer erhalten.

Vielleicht scheuen Sie die Auseinandersetzung mit dem «Kleingedruckten». Das ist verständlich. Beschränken Sie sich deshalb der Einfachheit halber beim Kleingedruckten auf das für Sie Wesentliche. Doch welche Regeln sind für Sie wesentlich?

Wir empfehlen Ihnen, das Augenmerk primär auf drei Punkte zu legen:
1. Welche Leistungen übernimmt die Versicherung nur begrenzt oder gar nicht?
2. Wie lange sind die Kündigungsfristen?
3. Welche Pflichten habe ich als versicherte Person?

Insbesondere die erstgenannte Bestimmung, nämlich die Aufzählung, welche Leistungen die Versicherung nicht übernimmt, bringt Klarheit und kann Sie vor bösen Überraschungen schützen.

Beachten Sie zudem das im VVG-Bereich geltende Rückwärtsversicherungsverbot. Nämlich, dass die Zusatzversicherung unter Umständen keine Krankheitskosten bezahlt, wenn eine alte Krankheit, die folgenlos abgeheilt war, nach Abschluss der Versicherung wieder auftritt.

PRAXISBEISPIEL ANNA MÜLLER

FRAGEN
Anna Müller wurde gesagt, das Risiko für Brustkrebs betrage 10 Prozent. Zudem habe sie einen Nutzen von 25 Prozent, wenn sie am Screening teilnehme. Diese Zahlen ängstigen Anna Müller. Was bedeuten diese Prozentzahlen zu Risiko und Nutzen? Was muss sie bei Zahlenangaben beachten?

ANTWORTEN
Zu beachten ist, dass Angaben über das Brustkrebsrisiko in verschiedenen Formen möglich sind und sich in ihrer Bedeutung stark unterscheiden. Grundsätzlich kann das Risiko einer Krankheit in *kumulativen, relativen* oder *absoluten* Zahlen angegeben werden. Aussagekräftig für Anna Müller beim Entscheid für oder gegen ein Screening ist die Angabe über die absolute Risikoreduktion.
Laut Krebsliga[45] beträgt die absolute Risikoreduktion bei Screening-Teilnahme 1 Promille (0,1 Prozent). Das heisst, dass 1 von 1000 Frauen in zehn Jahren dank Screening-Teilnahme nicht an Brustkrebs stirbt. Ein relativer Nutzen von 20 Prozent ergibt sich, weil von 1000 Frauen nach zehn Jahren nur 4 statt 5, also 1 Frau weniger ($1/_5$ = 20 Prozent), an Brustkrebs stirbt.[46] Anna Müller erkennt jetzt, dass zuerst von einem *absoluten* Nutzen von 0,1 Prozent die Rede war, das zweite Mal von einem *relativen* Nutzen von 20 Prozent. Sie lässt sich nicht in die Irre führen und beachtet für ihre Entscheidung primär den absoluten Nutzen.

---

45 Faktenblatt Mammografie-Screening vom Juli 2013.

46 Bericht vom swiss medical board vom 15. Dezember 2013, Seite 13.

NOTIZEN

 **Informiert entscheiden**

---
47 Name geändert.

BEISPIEL AUS DER PRAXIS

Fritz Weber[47], ehemaliger Telecom-Manager, geniesst seit wenigen Monaten sein neues Leben als Rentner, muss sich jedoch wegen Beschwerden beim Urinieren vom Urologen untersuchen lassen. Der Arzt teilt ihm nach gründlichen Abklärungen die gefürchtete Diagnose mit: Prostatakrebs im frühen Stadium!

FRAGE

Fritz Weber ist nach dieser Mitteilung geschockt und fühlt sich ohnmächtig.

Nach welchen Kriterien soll er die Therapien beurteilen, die ihm vorgeschlagen werden?

Fundament des medizinischen Entscheids: Patient-Arzt-Gespräch

Der Austausch zwischen Ihnen und Ihrem Arzt bildet die Basis für den medizinischen Entscheid und für das weitere Vorgehen während der Behandlung.

Im vertrauensvollen Dialog zwischen Arzt und Patient bringen beide Gesprächsteilnehmer ihre Erfahrungsgeschichte ein. Diese enthält Gefühle, Wertungen und Vorannahmen, die das Denken und Handeln von Arzt wie Patient beeinflussen. Sich die Denkweise, Interessenlage und Rolle von Patient wie auch Arzt einmal bewusst durch den Kopf gehen zu lassen, lohnt sich. Insbesondere dann, wenn Sie nach dem Gespräch eine wichtige Entscheidung fällen müssen.

Zwei Seiten des Behandlungsentscheids

Der Behandlungsentscheid ergibt sich aus der ärztlichen Aufklärung einerseits und aus einem selbstbestimmten Patientenverhalten andererseits.

Behandlungsentscheid mit zwei Perspektiven

Arzt = Beobachter	Patient = Teilnehmer
• sachorientiert	• personenorientiert
• Suche nach kausalen Erklärungen	• Suche nach sinnstiftenden Erklärungen
• messbare Informationen	• persönliche Wertung
• technische und theoretische Vorgehensweise	• konkrete und praktische Vorgehensweise
• geleitet durch systematisches und logisches Denken	• geleitet durch individuelles Denken und persönliche Betroffenheit
• Arzt schildert Tatsachen und sucht nach wahrer Erkenntnis und objektiver Beurteilung	• Patient gestaltet Tatsachen und sucht nach individuell richtiger Entscheidung

INFORMIERT ENTSCHEIDEN

Der Arzt ist in der Praxis natürlich nicht reiner Beobachter. Er ist auch Auftragnehmer und Experte mit Fachwissen und macht Vorschläge für die Behandlung. Im Gegensatz dazu ist der Patient als Auftraggeber weniger informiert.[48]

Arzt = Auftragnehmer	**Patient = Auftraggeber**
• verfügt über spezifisches Fachwissen	• verfügt i.d.R. über kein Fachwissen, hat sich evtl. im Internet informiert oder eine Zweitmeinung eingeholt
• kennt eine grosse Zahl von Fällen	• kennt seinen eigenen Fall, evtl. noch Fälle aus dem persönlichen Umfeld
• macht Vorschläge zur Behandlung	• beurteilt und reflektiert ärztlichen Vorschlag anhand persönlicher Abwägung, bevor er entscheidet

Der Arzt als **Beobachter** *schildert* den Ablauf der Krankengeschichte *fragmentiert*, also in Einzelbeschwerden zerlegt. Der Patient als **Teilnehmer** *deutet* und *gestaltet* das Selbstbildnis seiner Krankheit. Mit anderen Worten fokussiert der Arzt primär die inhaltlichen Aspekte des medizinischen Entscheides. Für den Patienten ist jedoch weniger der Inhalt wichtig, von Bedeutung sind für ihn vielmehr die Auswirkungen des Entscheids auf sein Leben.

Bezogen auf unser Beispiel aus der Praxis nimmt Fritz Weber also die Mitteilungen des Arztes über den Prostatakrebs entgegen. Darin enthalten sind Angaben über den erhöhten PSA-Wert[49], über die vermutete Grösse der getasteten Prostata, vielleicht auch über das Resultat des Ultraschalls, bei dem allenfalls bereits vom Krebs befallene Lymphknoten sichtbar sind.

Aufgrund dieser ärztlichen Angaben muss sich Fritz Weber mit einem neuen Selbstbild, das sich durch die Krankheit ergibt, auseinandersetzen. Frage ist dabei, wie Fritz Weber die Krankheit bewertet und wie er in Bezug auf seine Ängste von seinem Umfeld unterstützt wird. Er möchte nach einem ersten Schock das Leben mit der Krankheit

48 Vgl. Prinzipal-Agent-Theorie zu Beziehungen unter Asymmetrischer Information.

49 Prostata-spezifisches-Antigen, das als Eiweissmarker im Blut messbar ist.

gestalten. Dazu wägt er die von ihm persönlich definierten Werte gegeneinander ab. Ist ihm eine möglichst verlängerte Lebensdauer wichtig? Oder möchte er möglichst wenig Einbussen (Inkontinenz[50], Impotenz) bei der Lebensqualität in Kauf nehmen?

Das Ziel eines reflektierten Behandlungsentscheids ist im Idealfall die Verbindung beider Standpunkte, nämlich des Beobachters und des Teilnehmers. Patienten erwarten in erster Linie, dass ihre Beschwerden gelindert werden. Die wissenschaftliche Erkenntnis darüber, warum etwas wehtut, ist demgegenüber für Patienten nicht relevant. Studien zeigen, dass Ärzte, selbst mit den besten Absichten, schwer einschätzen können, was ein betroffener Patient will.[51]

Im Beispiel von Fritz Weber bedeutet dies, dass sich die therapeutischen Möglichkeiten, die der Arzt vorschlägt, mit Fritz Webers konkretem Gestaltungswillen im Umgang mit der Krankheit verbinden. Kann der Arzt Fritz Weber die Wahlmöglichkeiten der Therapieformen verständlich aufzeigen, wird der Entscheid aufgrund persönlicher Vorlieben gefällt. Im Fall von Fritz Weber könnte es mit den Worten eines bekannten amerikanischen Arztes beispielsweise heissen, dass es entweder auf besser Pinkeln oder besseren Sex hinausläuft.[52] So auf den Punkt gebracht, beruht die Entscheidung automatisch auf der persönlich gewichteten Vorliebe.

INWIEWEIT KANN EIN PATIENT ALS LAIE MEDIZINISCHE ENTSCHEIDE FÄLLEN?

Einigen Patienten ist unklar, inwieweit ihnen bei einem medizinischen Entscheid Raum für Selbstbestimmung bleibt. Schlägt ihnen der Arzt beispielsweise mehrere gleichwertige Behandlungsalternativen vor, so denken sie oft, nur ein «Insider» bzw. ein medizinischer Fachmann könne echt selbstbestimmt aussuchen.

---

50 Kontrollverlust beim Urinieren.

51 Belliger, Krieger (Hg.). Gesundheit 2.0, Das ePatienten-Handbuch, Seite 51.

52 Dr. Jack Wennberg, zitiert in Belliger, Krieger (Hg.). Gesundheit 2.0, Das ePatienten-Handbuch, Seite 52.

INFORMIERT ENTSCHEIDEN

Diese Denkweise geht indessen unbewusst davon aus, dass es bei der Frage nach der besten Behandlung nur um *einen* Entscheid geht. *Der* Entscheid beinhaltet jedoch zwei zu trennende Aspekte, nämlich die Frage nach der medizinischen und jene nach der persönlichen Indikation.

WAS BEDEUTET DIE MEDIZINISCHE INDIKATION?

Der erste Schritt der ärztlichen Beurteilung ist die Stellung der korrekten Diagnose beim kranken Menschen. Aufgrund der Diagnose stellt der Arzt die **medizinische Indikation**. Das heisst, er zeigt auf, welche Therapie, Massnahme oder Operation nötig ist oder sich aus seiner Sicht für die Behandlung der von ihm gestellten Diagnose aufdrängt. Der Arzt benutzt zur korrekten Indikationsstellung auch Entscheidungshilfen wie Standards, Guidelines oder Richtlinien von ärztlichen Fachgesellschaften. Mit der Indikationsstellung zeigt der Arzt auf, mit welcher Methode er den Patienten heilen möchte.

Dieser methodischen Einschätzung steht die Erwartung des Patienten gegenüber. Die Erwartungen des Patienten ergeben sich bewusst und unbewusst aus seinen persönlichen Werten und Zielen und beinhalten somit die **persönliche Indikation**.

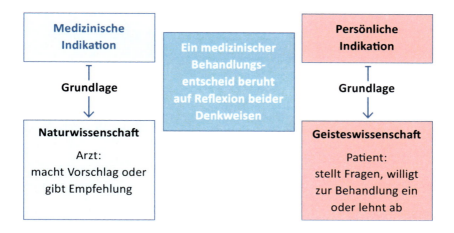

WAS BEDEUTET DIE PERSÖNLICHE INDIKATION?

Dieser nichtmedizinische, persönlich-ethische Aspekt soll klären, ob der Eingriff für den Patienten aufgrund seines Lebenswillens, seiner Zukunftshoffnung und seiner religiösen Überzeugung in seiner aktuellen Lebenssituation angezeigt ist. Die persönliche Indikation kann also eine Fülle von rationalen und emotionalen Wert- und Zielvorstellungen enthalten, die der Patient unbewusst empfindet oder reflektiert auflistet.

Achten Sie als Patient deshalb darauf, dass der Arzt Ihre Anliegen im Patientendossier notiert, zumindest in groben Zügen. Insbesondere das, was für Sie im Vordergrund steht, sollte Eingang in die Krankenakte finden. Leider dokumentieren Ärzte bis zu 90 Prozent dessen, was Patienten sagen, nicht in den Akten, womit wichtige Gesprächsinhalte nicht genutzt werden.[53] Deshalb empfehlen wir, dass der Patient die für ihn wichtigen Punkte selbst auf ein Blatt notiert und dieses dem Arzt im Anschluss an das Gespräch übergibt.

Wird bei Ihnen eine möglicherweise lebensbedrohliche Krankheit festgestellt, beginnt für Sie ein belastender Verarbeitungsprozess, der mit existenziellen Ängsten verbunden ist. Insbesondere am Anfang dieses Prozesses gehören als normale Reaktionen Rückzug, Nicht-wahr-haben-Wollen, Aggression oder Trauer dazu. Wichtig ist, dass die begleitenden Personen mit diesen unangenehmen Gefühlen des Betroffenen verständnisvoll umgehen und ihm Zeit zur Verarbeitung geben.

GEMEINSAMER ENTSCHEID

Bei der gemeinsamen Entscheidungsfindung richten sich die medizinischen Chancen und Risiken nach den biografischen Gegebenheiten des Patienten. Dieses Verhältnis zeigt auf, dass im Idealfall jeder medizinische Behandlungsentscheid von zwei Seiten her bestimmt ist. Voraussetzung für einen solchen gemeinsamen Entscheid ist allerdings, dass sich der Arzt bei seiner Einschätzung bewusst auf medizinische Fragen beschränkt und in seiner Beratung in verständlicher Weise auf die entsprechende Beschränkung hinweist.

INFORMIERT ENTSCHEIDEN

Die Entwicklung der Selbstbestimmung in medizinischen Belangen und – damit verbunden – die immer zahlreicher werdenden Rechtsnormen zum Schutze der Patienten setzen eine polare Denkweise[54] voraus. Polares Denken meint das Denken in Gegensätzen. Diese Denkart ist für das Verständnis der gegenwärtigen Entwicklung der Arzt-Patienten-Beziehung und damit auch für das vorliegende Thema grundlegend.

Das naturwissenschaftliche Denken geht beschreibend vor, sucht das messbare *Wahre* und ist auf Erkenntnis ausgerichtet. Als polarer Begriff dazu geht das geisteswissenschaftliche Denken mit Regeln und Werten sowie mit einem hin und her gehenden Gespräch vor und sucht die *richtige* Entscheidung. Konkret heisst dies für einen Patienten, dass eine Entscheidung für medizinische Massnahmen einerseits auf einer *wahren*[55], messbaren Tatsachenbeschreibung beruht, andererseits der Patient das für ihn *Richtige*[56] und damit nach seinen Werten Gewichtete *aussucht*.

In diesem Sinne ist auch der Begriff «informed choice» (informierte Wahl) gegenüber dem sonst üblichen Ausdruck des «informed consent» (informierte Einwilligung) zu verstehen. Denn der Entscheid des Patienten kann nicht nur in einer Einwilligung, sondern auch in einer Ablehnung oder in einem alternativen Behandlungsvorschlag bestehen. Neu wird die Wechselbeziehung zwischen Patient und Arzt auf dem Weg zum Behandlungsentscheid auch «shared decision making» (SDM) genannt. Dieser Begriff betont die Gemeinsamkeit der Entscheidung, wobei Patient wie Arzt gleichberechtigt die Verantwortung übernehmen. Dieser Ansatz der Patientenmitwirkung ist möglich, wenn Patienten über ihre Werte und Vorlieben sprechen und wenn ihnen die medizinischen Fakten verständlich erklärt werden. In diesen Fällen findet die gemeinsame Entscheidfindung (partizipative Entscheidfindung) fast automatisch statt.

In der Praxis kommt es allerdings auch vor, dass überforderte Patienten froh sind, wenn sie die Verantwortung dem Arzt übergeben können. Sinnvoll kann dann die Frage sein, welchen Entscheid der Arzt für sich selbst treffen würde.

53 Kommunikation im medizinischen Alltag, ein Leitfaden für die Praxis 2013, SAMW, Seite 20.

54 Konzept der polaren Denkweise vgl. Mastronardi, Seite 124.

55 Das *Erkennen* steht im Vordergrund mit absolutem Geltungsanspruch.

56 Das *Verstehen* steht im Vordergrund mit bedingtem Geltungsanspruch.

Aspekte eines selbstbestimmten Entscheids

Der Therapieentscheid bedeutet oft eine Suche nach dem Angemessenen. Vertiefende Informationen darüber, wie Sie in einer partnerschaftlichen Arzt-Patienten-Beziehung zu einem stimmigen Entscheid kommen, finden Sie in der Broschüre von Dialog Ethik.[57]

Manchmal fühlt sich der Patient auf seinem Weg zum selbstbestimmten Entscheid unsicher. Folgende Aspekte mögen als Anhaltspunkte dienen, um sich bewusst damit auseinanderzusetzen.

WAS BEDEUTET FÜR MICH DER WERT «VERTRAUEN»?

Vertrauen zum Arzt «Die Kraft des Arztes liegt im Patienten» lautet ein Zitat von Paracelsus, der damit die bedeutende Rolle des Patienten anspricht. Die Stiftung Patientenkompetenz[58] setzt sich seit Jahren für eine vertrauensvolle Beziehung zwischen Arzt und Patient ein, damit sich die volle Heilwirkung entfalten kann. Wenn Sie die Entscheidung Ihrem Arzt vertrauensvoll überlassen wollen, stellt auch dieses Vorgehen ein selbstbestimmtes Verhalten dar.

Der Wert des selbstbestimmten Handelns eines Patienten im medizinischen Behandlungsverlauf richtet sich nach unserem Verständnis nicht danach, wie aktiv oder bewusst er sich verhält. Massgebend soll sein, ob die vorgeschlagene Therapie mit den Zielen und Werten des Betroffenen übereinstimmt. Die Übereinstimmung kann der Patient auch unbewusst empfinden oder intuitiv erfassen.

Vertrauen in sich selbst: Patient als Experte Ihre innere Stimme als Patient, ob sie von Ihnen hörbar ist oder nicht, ist wichtig. Für Ihre persönlichen Angelegenheiten sind nur Sie Experte. Vertrauen Sie den Selbstheilungskräften, die in Ihnen ruhen. Scheint Ihnen die Antenne zu Ihrer inneren Stimme zu fehlen, so können Sie durch methodische Anleitung wieder mit Ihren inneren Kräften in Kontakt treten. Im Beobachter-Ratgeber «Plötzlich Patient»[59] erfahren Sie mehr dazu.

INFORMIERT ENTSCHEIDEN

WAS BEDEUTET FÜR MICH LEBENSQUALITÄT?

Dank den Fortschritten in der modernen Medizin stehen für viele Erkrankungen inzwischen verschiedenste Therapiemethoden zur Auswahl. Die Methoden haben zwar das gleiche Ziel, nämlich die Krankheit oder ihre Symptome (sichtbare Zeichen der Beschwerden) zu beseitigen, doch können sie in ihrer Wirkung bezüglich Nutzen und Risiken erheblich voneinander abweichen. Deshalb ist es vorteilhaft, wenn Sie sich als Patient darüber im Klaren sind, welche körperlichen, geistigen oder sozialen Funktionen für Sie prioritär sind.

Folgende Ziele in Form von spürbarem Nutzen können für Sie nach einem Eingriff oder nach einer Behandlung besonders wichtig sein:

- möglichst lange leben
- arbeitsfähig sein
- Sport treiben können
- wenig Angst haben vor Krankheitsrückfällen
- Klarheit haben über den Verlauf der Krankheit
- selbstständig sein und sich belastbar fühlen
- wenig Schmerzen haben
- normal essen und trinken können
- sexuell aktiv sein
- unentstellt, unauffällig oder gut aussehen
- ungehindert und konzentriert denken können
- Auto fahren können
- soziale Kontakte pflegen können
- spezielle Begleitumstände der Behandlung
- usw.

Besprechen Sie Ihre Ziele mit Ihren Angehörigen und teilen Sie Werte, die Ihnen besonders am Herzen liegen, Ihrem Arzt mit. Überprüfen Sie mit Fragen, ob er Ihre Anliegen verstanden hat.

57 Dialog Ethik, Version Juni 2013, www.dialog-ethik.ch.

58 Prof. Gerd Nagel, www.patientenkompetenz.ch.

59 Delia Schreiber, «So aktivieren Sie Ihre Selbstheilungskräfte», Beobachter-Ratgeber 2010.

HABE ICH DIE WESENTLICHEN ALTERNATIVEN GEPRÜFT?

Bei einer bedeutsamen Operation oder Behandlung, die sich stark auf Ihre Lebensqualität auswirken kann, sollten Sie sich vor dem Entscheid ausreichend Zeit zum Überlegen und Besprechen nehmen.

Haben Sie auch wirklich alle Behandlungsoptionen mit Ihrem Arzt und Ihren Angehörigen besprochen? Immer mehr Ärzte warnen vor unnötigen Eingriffen und räumen ein, manchmal werde zu rasch eine Operation empfohlen.[60] Das schweizerische interdisziplinäre Expertengremium, Swiss Medical Board, untersucht umstrittene Behandlungen, deren Mehrwert unklar ist, systematisch auf ihre Kosten und Wirksamkeit. Daraus ergeben sich Empfehlungen zur Standardtherapie. So zum Beispiel bei der Therapie des vorderen Kreuzbandrisses, bei der sich gezeigt hat, dass in der Regel die konservative, also nicht operative, abwartende Behandlung einer Operation vorzuziehen ist.

Überprüfen Sie Ihre Erwartungen bezüglich des Eingriffs, indem Sie eine Zweitmeinung einholen. Mehr dazu auf Seite 19.

HABE ICH DEN ZEITPUNKT DER BEHANDLUNG GEPRÜFT?

Wenn Sie den Zeitpunkt der Operation oder des Therapiebeginns frei wählen können, lohnt es sich, den Termin mit Ihren Angehörigen abzustimmen. Überprüfen Sie allenfalls, wer aus Ihrem Umfeld die Möglichkeit hat, Sie zu den nachfolgenden Kontrollterminen zu begleiten. Lassen Sie sich nicht ohne Grund zu einem bestimmten Termin drängen.

Steht Ihnen eine stationäre Behandlung in einem Privatspital bevor, sollten Sie vor dem Eintritt unbedingt abklären, ob Ihre Zusatzversicherung die Kosten dafür übernimmt. Verlangen Sie deshalb von Ihrer Versicherung eine Bestätigung darüber, welche medizinischen Leistungen von der Krankenkasse effektiv übernommen werden (schriftliche Kostengutsprache).

---

60 Dr. med. Bernhard Christen,
    NZZ am Sonntag, 25. August 2013.

WER ENTSCHEIDET, WENN ICH MICH NICHT MEHR ÄUSSERN KANN?

Sollten Sie wegen Unfall oder Krankheit Ihr Bewusstsein verlieren, müssen andere Personen für Sie Entscheide über das weitere medizinische Vorgehen fällen. Früher[61] haben in der Regel die behandelnden Ärzte, zum Teil nach Rücksprache mit den Angehörigen, die Interessen des betroffenen Patienten vertreten und die nötigen Entscheide gefällt. Heute entscheiden, falls Sie nicht mehr urteilsfähig sind und Ihren Willen nicht vorher schriftlich in einer Patientenverfügung festgehalten haben, Ihre Angehörigen über die medizinischen Massnahmen, die Sie betreffen. So sieht es das neue gesetzliche Vertretungsrecht vor (ab Art. 377 des Zivilgesetzbuches).

Der Gesetzgeber hat für die Vertretung der Person, die mangels Urteilsfähigkeit nicht mehr entscheiden kann, folgende Reihenfolge vorgesehen:

1. Ehegatte oder eingetragene/r Partner/in
2. Person im gemeinsamen Haushalt, die regelmässig und persönlich Beistand leistet (Lebenspartner/in, Mitbewohner/in)
3. Kinder, wenn diese regelmässig und persönlichen Beistand leisten
4. Eltern, wenn diese regelmässig und persönlichen Beistand leisten
5. Geschwister, wenn diese regelmässig und persönlichen Beistand leisten

In dringlichen Fällen ergreift selbstverständlich der Arzt die medizinisch nötigen Massnahmen nach dem mutmasslichen Willen und den Interessen der urteilsunfähigen Person.[62]

Patientenverfügung Vielleicht nutzen Sie vor dem Spitaleintritt auch die Gelegenheit, eine Patientenverfügung zu verfassen. Mit diesem Dokument können Sie Ihren Willen für den Fall Ihrer Urteilsunfähigkeit schriftlich festhalten. Dabei können Sie Anweisungen erteilen für die diagnostischen Untersuchungen, medizinischen Behandlungen oder für die Pflege. Ebenfalls möglich ist, dass Sie in der Patientenverfügung festhalten, welche Person an Ihrer Stelle entscheiden soll. Erfahren Sie mehr dazu unter www.spo.ch/Patientenverfügung.

61 Bis zur Revision des Vormundschaftsrechts; seit Januar 2013 gilt neu das Erwachsenenschutzrecht.

62 Art. 379 ZGB.

Vorsorgeauftrag Mit einem Vorsorgeauftrag[63] können Sie die Sorge für Ihre Person wie auch für Ihren Vermögensbereich umfassend regeln. Sind Sie noch urteilsfähig, können Sie eine natürliche oder juristische Person (z.B. ein Treuhand- oder Anwaltsbüro) beauftragen, sich um Sie und Ihr Vermögen zu kümmern und Sie im Falle Ihrer Urteilsunfähigkeit im Rechtsverkehr rechtsgültig zu vertreten. Dabei geht es um Alltagsroutine wie Rechnungen bezahlen, das Haus in Ordnung halten, Tiere betreuen, Forderungen von Versicherungen beantworten oder eintreiben, aber auch eine umfassende Vertretung in allen rechtlichen Angelegenheiten ist möglich. Die Formvorschriften zur Errichtung des Vorsorgeauftrags sind streng. Der Auftrag muss wie ein Testament errichtet werden oder ist öffentlich zu beurkunden.

HABE ICH DIE FOLGEN DES ENTSCHEIDS GEPRÜFT?

Bei einem bevorstehenden operativen Eingriff bespricht in der Regel der Hausarzt mit Ihnen das medizinische Vorgehen. Im Spital dokumentiert der Arzt, der Sie operiert, das gemeinsame Aufklärungsgespräch mit einem Aufklärungsprotokoll, auch Operationsvollmacht oder Einwilligungsformular genannt. Ebenso muss der Narkosearzt das gemeinsame Gespräch festhalten. Nachdem Sie diese Dokumente gelesen und verstanden haben, wird Sie der jeweilige Arzt bitten, diese handschriftlich zu unterschreiben. Verlangen Sie unbedingt eine Kopie dieser wichtigen Dokumente, damit Sie auch später wissen, worüber Sie informiert wurden und wozu Sie «ja» gesagt haben.

Indem Sie die Operationsvollmacht unterzeichnen, bestätigen Sie, dass Sie den Inhalt verstanden haben und über die dort erwähnten Risiken informiert wurden. Das heisst jedoch nicht, dass Sie in alle in der Vollmacht aufgeführten möglichen Komplikationen unbesehen einwilligen. Denn grundsätzlich haben Sie Anspruch darauf, dass der Arzt Sie mit der nötigen Sorgfalt operiert. Risiken, die sich wegen fehlender ärztlicher Sorgfalt realisieren, haben Sie mit einer unterzeichneten Vollmacht nicht in Kauf genommen. Im Schadenfall müssen indessen Sie nachweisen, dass der Arzt nicht sorgfältig gearbeitet hat.

---

63   Art. 360 bis Art. 369 ZGB.

INFORMIERT ENTSCHEIDEN

Das ist in der Praxis häufig sehr schwierig und mit grossem zeitlichen und finanziellen Aufwand verbunden. Mehr dazu erfahren Sie im 5. Kapitel «Informiertes Verhalten im Konflikt» (Vorgehen bei vermutetem Behandlungsfehler) auf Seite 78.

Wir empfehlen Ihnen deshalb, das Protokoll genau zu lesen. Unklar formulierte Risiken oder sonstige Punkte, die Sie nicht nachvollziehen können, müssen Sie mit Ihrem Arzt besprechen. Das Protokoll ist entsprechend anzupassen.

PRAXISBEISPIEL FRITZ WEBER

FRAGEN
Fritz Weber erfährt von seiner Prostatakrebs-Erkrankung und ist geschockt. Nach welchen Kriterien soll er die Therapien, die ihm vorgeschlagen wurden, auswählen?

ANTWORTEN
In der Regel stehen bei Prostatakrebs im frühen Stadium verschiedene Behandlungsmöglichkeiten zur Verfügung. Fritz Weber hat von seinem Hausarzt erfahren, dass er zwischen drei Varianten wählen kann.[64]

Die *erste* Möglichkeit ist eine grosse Prostataoperation, bei der die Prostata radikal entfernt wird. Dieser Eingriff birgt die erhebliche Gefahr, nach der Operation an einer bleibenden Erektionsschwäche zu leiden. Zusätzlich besteht das Risiko der Inkontinenz, was bedeuten würde, dass Fritz Weber wegen Harnverlusts für immer Windeleinlagen tragen müsste. Die *zweite* Behandlungsvariante ist eine Bestrahlung, bei der die Gefahr der Inkontinenz etwas tiefer zu sein scheint. Die *dritte* Möglichkeit besteht darin, abzuwarten und zu beobachten und erst dann zu handeln, wenn Beschwerden auftreten.

Fritz Weber versucht nun nach dem Gespräch mit dem Hausarzt abzuwägen, welche Risiken er eher in Kauf nehmen möchte oder welche Gefahren er sicher minimieren will. Da er einen längeren Auslandaufenthalt plant, möchte er nicht abwarten und erst dann reagieren, wenn die Beschwerden zunehmen. Vor einem chirurgischen Eingriff fürchtet sich Fritz Weber enorm, da er vor wenigen Jahren nach einer grossen Operation mit einer schweren Infektion zu kämpfen hatte. Nach dem ausführlichen Gespräch mit dem Hausarzt erfährt Fritz Weber auch, dass viele Männer mit einem Prostatakrebs leben, ohne es zu wissen. Denn viele Formen des Prostatakrebses wachsen langsam und verkürzen deshalb die Lebenszeit nicht.[65]

> Fritz Weber konnte – dank dem Gespräch mit dem Hausarzt – recht gut mit der Angst vor Krebs umgehen. Nach Abwägen der für ihn persönlich wichtigen Werte (Angst vor Operation, sexuelle Aktivität, Auslandaufenthalt etc.) entschied er sich für eine Bestrahlungstherapie.

---

64 Vgl. Gesundheitsdossier Prostatavergrösserung der mediX 2014, Seite 2, abrufbar unter http://www.medsolution.ch/shop/data/pdf/medix-zuerich-prostatavergroesserung.pdf

65 Gesundheitsdossier Prostatavergrösserung der mediX, Seite 4.

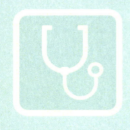

Informiertes Verhalten während der Behandlung

BEISPIEL AUS DER PRAXIS

Silvia Steiner[66] wohnt in Appenzell, ist 45 Jahre alt und leidet unter schmerzhaften Krampfadern (Varizen) an beiden Beinen. Die Beschwerden kann sie durch das Tragen von Stützstrümpfen leider nicht reduzieren, sodass sie sich für eine Operation entscheidet. Vor dem Eingriff hat sie Angst, da sie seit Jahren wegen wiederholter Lungenembolien (Blutgerinnsel im Blutgefäss der Lunge) gerinnungshemmende Medikamente einnehmen muss. Zudem weiss sie nicht, ob die Krankenkasse die Kosten für diese Behandlung im Spital des Nachbarkantons übernimmt.

FRAGEN

Bei wem kann Silvia Steiner abklären, wer für die Kosten im Spital des Nachbarkantons aufkommt?

Wie kann sie sich auf die Operation vorbereiten?

Was kann sie zur eigenen Sicherheit während der Behandlung im Spital beitragen?

---

66 Name geändert.

Allgemeine Massnahmen

Die vertrauensvolle Kommunikation und Kooperation zwischen Ihnen und den medizinischen Fachpersonen, die Sie betreuen, ist auch während der Behandlung eine wichtige Bedingung für den Behandlungserfolg. Seien Sie sich bewusst, dass Sie selbst einen wesentlichen Teil zum Erfolg der Therapie beitragen. Teilen Sie den Fachpersonen insbesondere unerwartete Wirkungen der Behandlung mit und fragen Sie bei jedem Behandlungsschritt nach, wenn noch Unklarheiten bestehen.

Sie dürfen von den Ärzten und vom Fachpersonal erwarten, dass Sie im medizinischen Verlauf mit Sorgfalt und nach den anerkannten Regeln der ärztlichen Kunst, also «lege artis», behandelt werden. Einen Anspruch auf einen Behandlungserfolg haben Sie indessen nicht. Die Fachpersonen schulden Ihnen jedoch eine sorgfältige Vorgehensweise.

WIE KANN ICH MICH PROAKTIV VERHALTEN?

Haben Sie Mut, als proaktiver Patient aufzutreten. Mit proaktiv meinen wir den Versuch, als Patient bewusst oder intuitiv mit einem eigenen Plan von inneren und äusseren Wünschen auf den Behandlungserfolg hinzuwirken. Wenn Sie den ärztlichen Therapieplan nicht einhalten wollen oder können, sollten Sie das den Behandelnden umgehend mitteilen. Genau das fällt den Patienten häufig schwer, da sie zum Arzt in einem Abhängigkeitsverhältnis stehen und deshalb Konflikte vermeiden möchten.

Die ärztliche Standesordnung[67] des schweizerischen Ärztedachverbandes FMH verpflichtet die Ärzte zu folgendem Verhalten:

> *«Jede medizinische Behandlung hat unter Wahrung der Menschenwürde und Achtung der Persönlichkeit, des Willens und der Rechte der Patienten und Patientinnen zu erfolgen.*
> *Arzt und Ärztin dürfen ein sich aus der ärztlichen Tätigkeit ergebendes Abhängigkeitsverhältnis nicht missbrauchen, insbesondere darf das Verhältnis weder emotionell oder sexuell, noch materiell ausgenützt werden.*

Arzt und Ärztin haben ohne Ansehen der Person alle ihre Patienten und Patientinnen mit gleicher Sorgfalt zu betreuen. Weder die soziale Stellung, die religiöse oder politische Gesinnung, die Rassenzugehörigkeit noch die wirtschaftliche Lage der Patienten und Patientinnen darf dabei eine Rolle spielen.»

WIE KANN ICH MICH VOR ÜBERGRIFFEN SCHÜTZEN?

Das Verhältnis zwischen Arzt und Patient zeichnet sich durch eine ungleiche Macht- und Informationsverteilung aus. Im Gegensatz zu Alltagsbeziehungen muss sich der Patient bei bestimmten medizinischen Untersuchungen und Behandlungen von einer sehr intimen Seite zeigen. Das bringt in einem hohen Masse eine Verletzlichkeit mit sich, insbesondere auch weil die sonst üblichen Schutzmechanismen ausser Kraft gesetzt sind.[68]

Der Geschäftsbericht des Ärztedachverbandes FMH hält fest, dass sexuelle Übergriffe bei ärztlichen Behandlungen leider kein nebensächliches Problem sind.[69] Zudem handelt es sich laut Bericht bei ca. 80 Prozent der Täter um Wiederholungstäter.

Eingriffe in die physische und psychische Integrität finden statt bei anzüglichen Bemerkungen, unangemessenen körperlichen Untersuchungen bis hin zum sexuellen Kontakt. Die Erfahrungen aus der Praxis zeigen, dass Patienten Bemerkungen und sexuell gefärbte Körperkontakte von Ärzten als gut gemeinte Gesten verstehen oder versuchen, zweifelhafte Bemerkungen als solche zu bewerten, bis die Grenzverletzungen eindeutig werden.[70]

Im Ergebnis fühlt sich der Patient durch die Grenzüberschreitung der medizinischen Fachperson traumatisiert. Die Rollenkonfusion und der massive Vertrauensverlust kann das Selbstwertgefühl des Patienten enorm reduzieren, was auch nachfolgende Therapien erschwert.[71]

[67] Standesordnung der FMH: www.fmh.ch.
[68] Dazu auch das Bundesgericht zur psychotherapeutischen Beziehung, BGE 124 IV 13, 1998.
[69] Geschäftsbericht der FMH 2012, Seite 27.
[70] Dr. med. Werner Tschan, SAEZ 2000; 81 (3), Seite 145 ff.
[71] Dr. med. Bernhard Mäulen, MMW-Fortschritte der Medizin., Nr. 24/2002, JG 144, Seite 6 ff.

Vorbeugend ist es gut zu wissen, dass Sie bei Untersuchungen eine Vertrauensperson als Begleitung mitnehmen können. Vermeiden Sie in Zweifelsfällen zudem Abendtermine, bei denen weiteres Fachpersonal mit grosser Wahrscheinlichkeit nicht anwesend ist.

Anleitung für das Entkleiden bei Untersuchungen Wenn Sie als Patient im Voraus genau wissen, wie weit Sie sich bei Untersuchungen entkleiden müssen, können Sie sich besser vorbereiten und fühlen sich weniger ausgeliefert. Unser SPO-Ratgeber «Anleitung für das Entkleiden bei Untersuchungen» soll Ihnen Hinweise geben, in welchen Fällen Sie sich am Oberkörper (BH) oder am Unterkörper (Unterhosen) freimachen müssen. Grundsätzlich müssen Sie nie vollständig unbekleidet vor Ihrem Arzt stehen.[72]

Anlaufstellen In der Schweiz hat der Ärztedachverband FMH 2012 eine Arbeitsgruppe eingesetzt, die Vorschläge zum besseren Schutz des Patienten ausarbeitet. Denn die betroffenen Patienten hatten bislang weder Akteneinsicht noch wurden sie in das standesrechtliche Verfahren einbezogen. Das will die Ärztekammer ändern.[73]

Ein weiterer zentraler Punkt ist die entsprechende Sensibilisierung der Ärzte im Rahmen der Weiter- und Fortbildung durch Ergänzung des Lernzielkataloges.[74] So wurde der Katalog unter Ziffer 2.9. wie folgt ergänzt:

> *«Der Facharzt ist sich der Abhängigkeitssituation seiner Patienten bewusst und nützt diese Machtposition nicht aus, um eigene Interessen durchzusetzen. Er nimmt keine unangemessenen Geschenke an, verzichtet auf Begünstigung und Vorteilnahme, auf ideologische oder religiöse Indoktrination und enthält sich insbesondere jeder Form jeglicher sexueller Kontakte.*[75]

Eine spezialisierte Anlaufstelle, die schweizweit Meldungen von Patienten entgegennimmt, gibt es zurzeit leider nicht. Im Kanton Basel-Stadt hat der ansässige Berufsverband der Ärztinnen und Ärzte (MedGes) eine lokale Anlauf- und Beratungsstelle «PAPS» eingerichtet. Zum Angebot gehört auch eine Hotline bei sexuellen Übergriffen durch Medizinalpersonen und Informationsmaterial zum «Professional Sexual Misconduct».[76]

Kompetente Hilfe erhalten Sie auch bei der 2008 gegründeten Stiftung Linda, die Sie als Opfer von sexuellem Missbrauch unterstützen kann.[77] Die Präsidentin der Stiftung Linda, Frau Dr. med. Verena van den Brandt, sagt, dass die Bevölkerung wahrnehmen muss, dass sexualisierte Gewalt auch dort vorkomme, wo wir sie nicht vermuten.[78]

Auch die schweizerische Gesellschaft für Geburtshilfe und Gynäkologie (SGGG) hat Richtlinien erstellt, die sich dem Thema «Sexuelle Übergriffe in der Arztpraxis» widmen.[79]

Suchen Sie also Hilfe, wenn Sie sich bei einer unzulässigen Grenzüberschreitung durch den Arzt in Ihrer physischen oder psychischen Integrität verletzt fühlen.

Spezifische Massnahmen

WAS KANN ICH ZUR EIGENEN SICHERHEIT IM SPITAL BEITRAGEN?

Das Thema «Sicherheit im Spital» wurde lange zu wenig ernsthaft untersucht und wissenschaftlich bearbeitet. Obwohl dem gesamten medizinischen Fachpersonal das ethische Gebot des Nicht-Schadens «Primum non nocere» bekannt und auch intuitiv klar sein dürfte, wird das Thema Patientensicherheit in Schweizer Spitälern noch immer stiefmütterlich behandelt. So fehlen beispielsweise noch immer Daten von Kliniken über die Überwachung von Vorgaben zu Händedesinfektion oder über die Sicherheit bei den Abläufen der Medikamentenverordnung und -verteilung.[80]

72 Vgl. Thomas Grether, Gesundheitstipp vom 19. Februar 2003.

73 Geschäftsbericht FMH 2012, Seite 27.

74 Das Schweizerische Institut für ärztliche Weiter- und Fortbildung (SIWF) ist das Kompetenzzentrum der Schweiz rund um die ärztliche Weiter- und Fortbildung.

75 www.siwf.ch, Lernzielkatalog, Seite 13/21.

76 www.medges.ch.

77 Telefonnummer: 062 824 05 60 oder Mail an info@stiftung-linda.ch.

78 Wenn Fachleute grossen Schaden anrichten, aus der Aargauer-Zeitung vom 15. Juli 2013.

79 http://www.sggg.ch/files/fckupload/file/Publikationen/Sexuelle_Uebergriffe_Praxis_4_2011.pdf

80 Patient safety – who cares? Schwappach, Conen, Swiss Medical Weekly, 2012: 142, Seite 5/10.

Spitalaufenthalt als Ausnahmesituation Für die meisten Patienten stellt der Spitalaufenthalt eine Ausnahmesituation dar. Der Patient ist durch den bevorstehenden Eingriff zum Teil enorm belastet und wegen allfälliger Unabwägbarkeiten in der Heilungsprognose verunsichert. Auch die Institution «Spital» kann durch ihre Bedingungen, wie zum Beispiel die uniformen Bekleidungen des Fachpersonals, die strikte Rollenverteilung zwischen Gesunden und Kranken, das Wegsperren von Eigentum etc., Einbrüche in der Patientenidentität bewirken.[81] Das kann erklären, wieso sich manchmal auch sehr selbstsichere Menschen mit Eintritt ins Spital ungewöhnlich schüchtern verhalten und verkrampft fühlen.

Dies kann dazu führen, dass einem sonst selbstbewussten Patienten die übliche Art, Unklarheiten gegenüber Fachpersonen ungehemmt direkt anzusprechen oder sich ungezwungen für die eigenen Interessen zu engagieren, fehlt.

Wir wollen Sie als Patienten oder Angehörige zu einem aktiven Verhalten ermutigen, denn eine passive Patientenrolle kann medizinische Fehler begünstigen. Sie als Patient sind die einzige Person, die an der gesamten Behandlung beteiligt ist. Gleichzeitig beobachten Sie Abläufe direkt und intensiv und können deshalb unerwünschte Abweichungen sofort melden. Deshalb ist es so wichtig, den Patienten aktiv an der Planung zur Vermeidung von Zwischenfällen zu beteiligen.[82]

Zentral ist neben der Information über die sicherheitskritischen Momente auch die von den Fachpersonen im Spital gelebte Kultur, nämlich den Patienten für die eigene Sicherheit zu motivieren und ihn spüren zu lassen, dass auch unangenehme Feedbacks erwünscht sind und mit Lob belohnt werden.[83] Klar festzuhalten ist, dass in erster Linie die medizinischen Fachpersonen für die Gewährleistung der Sicherheit verantwortlich sind.

---

[81] Phänomen der totalen Institution gemäss dem amerikanischen Soziologen Erving Goffmann (1922 bis 1982).

[82] David L.B. Schwappach, Care Management, 2009; 2 Nr. 132.

[83] David L.B. Schwappach, Care Management 2009; 2 Nr. 132.

Die Stiftung für Patientensicherheit hat eine sehr gute Patientenbroschüre speziell für Gesundheitsinstitutionen entwickelt: «Fehler vermeiden – Helfen Sie mit». Fragen Sie in Ihrer Klinik nach, ob diese Broschüre erhältlich ist.

Hotspot Hygiene-Problem: Spitalinfektionen Im Spital erworbene Infektionen, sogenannte nosokomiale Infekte, stellen auch bei uns in der Schweiz noch immer ein grosses Sicherheitsproblem dar. Die Expertengruppe «Swissnoso» geht davon aus, dass in der Schweiz jedes Jahr schätzungsweise 70 000 Patienten von Spitalinfektionen betroffen sind, ca. 2000 Menschen sterben daran![84] Mit konsequenter Prävention könnten rund 30 Prozent der Spitalinfektionen vermieden werden.[85]

Teilen Sie deshalb den Verantwortlichen mit, wenn Sie innerhalb eines Spitals, zwischen den Kliniken oder bei Mitarbeitern einer Hausarztpraxis ein auffälliges Verhalten bezüglich der Händedesinfektion beobachten.

Zwar erarbeiten inzwischen viele Spitäler Hygienestandards, doch werden deren Umsetzung oft nicht kontrolliert. Patienten, die durch mangelnde Hygiene der Fachpersonen zu Schaden kommen, können nicht mit einer finanziellen Entschädigung rechnen. Denn der Geschädigte muss im Streitfall beweisen, dass die Erkrankung auf die mangelnde Hygienesorgfalt zurückzuführen ist. Diesen Beweis zu erbringen ist in der Praxis nahezu unmöglich. Deshalb wurde von Patientenvertretern auf Bundesebene eine Umkehr der Beweislast gefordert.[86]

Spitaleintritt und Aufenthalt Bei einer Rangliste von Arzt-Irrtümern liegen die Diagnosefehler an erster Stelle. Im Vordergrund stehen während des Diagnoseprozesses insbesondere Störungen im Arzt-Patienten-Kontakt.[87]

Eine zentrale Rolle spielt bei der Feststellung vieler Krankheiten, über wie viel Erfahrung der Arzt beim Fragenstellen, Untersuchen und Einschätzen des Sachverhalts verfügt. Trotz aller technischer Errungenschaften der Medizin gibt es dafür keinen Ersatz. Die ärztliche Einschätzung

[84] http://www.patientensicherheit.ch/de/themen/Bedeutende-Risiken/CleanCare.html.

[85] http://www.swiss-noso.ch/wp-content/uploads/2013/08/130823_spitalinfektionen-in-der-schweiz2.pdf

[86] Edith Graf-Lüscher, SP-Nationalrätin/TG, Motion 09.3196 vom 19. März 2009.

[87] www.aerztezeitung.de vom 27. März 2013.

ist aber auch bei grösstmöglicher Sorgfalt nicht exakt, sondern beruht auf Wahrscheinlichkeiten und auf dem Erfahrungshintergrund des individuellen Arztes. Leider gehören auch Fehlbeurteilungen immer wieder dazu.

Deshalb weisen wir Sie auf folgende Empfehlungen unseres SPO-Vertrauensarztes[88] bei Spitaleintritt hin:
- Wenn die ärztliche Fachperson die Krankengeschichte erhebt, kann jedes kleine Detail der Beschwerden von Bedeutung sein. Geben Sie den Fachpersonen auch über Angaben Bescheid, die Ihnen im Nachgang zur ersten Befragung in den Sinn kommen.
- Wenn Sie den Eindruck haben, Ihre Schmerzen oder Beobachtungen würden nicht ernst genommen, sollten Sie die Fachpersonen direkt darauf hinweisen.
- Wenn sich die Beschwerden oder Symptome im Verlaufe der Konsultation ändern, sollten Sie die Behandelnden in jedem Fall informieren. Auch wenn dies kurz vor Entlassung oder Verlegung auf eine andere Abteilung geschieht oder irgendwie zeitlich unpassend erscheint.
- Hilfreich kann sein, wenn Sie dem Arzt die Anliegen und Fragen **schriftlich** übergeben. Zudem empfiehlt sich bei wichtigen Gesprächen, eine Vertrauensperson dabeizuhaben, die die Antworten der Ärzte notiert.
- Lassen Sie sich, wenn möglich, durch eine Begleitperson aus Ihrem Familien- oder Freundeskreis unterstützen.

Natürlich gehören alle erwähnten Punkte eigentlich zur Pflicht des behandelnden Arztes. Aber der aufmerksame und kritische Patient hilft damit aktiv, die Sicherheit zu erhöhen.

Wir wollen Sie ermuntern, auch während des Spitalaufenthaltes ein wachsamer Partner zu sein. Teilen Sie Ihr Erstaunen mit, wenn beispielsweise eine zweite Blutentnahme innerhalb einer Stunde erfolgt, oder wenn Sie unerwartet keine Medikamente bekommen. Zweifeln Sie nicht an Ihrer Wahrnehmung, oder stellen Sie nicht kreative Vermutungen an, denn fehlerhafte Prozesse sind möglich. Leider vermeiden viele Patienten ein kritisches Nachfragen oder einen möglichen Fehlerhinweis, weil sie Angst vor negativen Reaktionen haben. Sie wollen das Interesse an einer guten Beziehung zu den Behandelnden nicht durch ein zweifelndes Hinterfragen gefährden.[89]

Abläufe bei Verlegung und Austritt Eine weitere Fehlerquelle bildet die Kommunikation im Übergang zwischen stationärer und ambulanter Versorgung. Häufig gehen Ärzte davon aus, dass ein Kurzbericht für die Übergabe ausreicht. Eine Studie hat gezeigt, dass die direkte Kommunikation, zum Beispiel telefonisch, zwischen den Spitalärzten und den nachversorgenden ambulanten Fachpersonen die Häufigkeit unerwünschter Ereignisse und Wiederaufnahmen reduziert.[90]

Wir empfehlen Ihnen deshalb im Rahmen von Verlegungen oder Austritten:

- Fragen Sie nach, ob eine direkte Übergabe mit allen Informationen stattgefunden hat.
- Fragen Sie nach, bei welchen Zustandsänderungen Sie sich wieder bei einem Arzt oder in einem Spital vorstellen sollen. Welche weiteren Symptome oder Beschwerden weisen auf eine gefährliche Erkrankung hin?
- Wenn Sie mit den Fachpersonen über die Planung des weiteren Vorgehens sprechen, wie zum Beispiel Zusatzuntersuchungen, Rehabilitation oder Entlassung, lohnt sich kritisches Nachfragen. Weshalb ist eine Zusatzuntersuchung notwendig? Was sind die Risiken? Weshalb ist eine weitere stationäre Behandlung angezeigt? Ist eine Entlassung mit vertretbarem Risiko möglich?

SICHERHEITSBEITRAG ZU HAUSE?

Zum Fehlerbereich gehört häufig das Verschreiben bzw. Verordnen der Medikamente. In der Schweiz rechnen Experten mit rund 17 Prozent aller Verschreibungen, die bei der Entlassung aus dem Spital ungerechtfertigt waren.[91]

Bekannt ist auch das Problem der Vielfachmedikation, vor allem bei älteren Patienten. Eine Untersuchung konnte zeigen, dass der Medikamentenverbrauch mit einem einfachen Fragekatalog für Hausärzte und

---

88 Herr pract.med. Daniel Tapernoux, im SPO-Aktuell vom November 2013.

89 David Schwappach, Olga Frank, Patienten als wachsame Partner-Patientenbeteiligung in der Patientensicherheit, Therapeutische Umschau 2012;69 (6), Seite 359 ff.

90 Paper of the Month, Nr. 39, Austrittskommunikation und Wiederaufnahme ins Spital, Stiftung für Patientensicherheit aus Jama Internal Medicine 2013.

91 http://www.patientensicherheit.ch/de/ueber-uns/Patientensicherheit/Fakten.html

ihre Patienten ohne negative Auswirkungen auf die Hälfte gesenkt werden konnte.[92] Der Schnittstelle beim Spitalaustritt sollte besondere Beachtung geschenkt werden. Regelmässig erhalten Spitalpatienten die gleichen Inhaltsstoffe eines Medikaments, jedoch verordnet mit einem anderen Medikamentennamen. Falls das beteiligte Fachpersonal (Spitex, Hausarzt etc.) die Medikamentenverordnungen nicht präzis abgleicht, nimmt der Patient unter Umständen «seine» übliche Medikation ein und zusätzlich die «neu» verordneten Medikamente.

Viele Patienten sind intuitiv kritisch, wenn der Arzt sie anweist, bestimmte Medikamente einzunehmen. Um eine Auseinandersetzung mit ihrem Arzt zu vermeiden, setzen sie nicht selten ohne entsprechende Absprache die Therapie ab.

«Drug-Holidays» nennen das die Apotheker und stellen fest, dass rund die Hälfte aller Patienten unter Langzeittherapie ihre Medikamente nicht oder falsch einnehmen und damit ihre Gesundheit gefährden.[93] Seitens der Leistungserbringer (Apotheker, Ärzte etc.) ist dann regelmässig von mangelnder Disziplin oder eingeschränkter Compliance (mangelnde Kooperation) des Patienten die Rede. Doch so einfach ist das nicht. Wie in anderen Bereichen der Medizin ist das Aufklärungsgespräch zwischen Arzt und Patient auch bei Fragen zu den Medikamenten das A und O. Die vorangehende Information über Risiken der Therapie und eine ehrliche Risiko-Nutzen-Abwägung ist eine Bringschuld des Arztes.

Deshalb empfiehlt es sich zu Ihrer eigenen Sicherheit, bei Unklarheiten und Zweifeln über die Wirksamkeit des Medikamentes beim Arzt oder Apotheker nachzufragen. Vor allem bei Risikogruppen wie Kindern, Schwangeren, Betagten, Nieren- und Lebererkrankten oder sonst immungeschwächten Patienten sollten Änderungen in der Medikamententherapie besprochen werden. Nötig ist im Weiteren, dass Sie auch über Ihre scheinbar banalen Beschwerden sprechen, wie beispielsweise trockener Mund, Juckreiz, Ängste vor Stimmungsschwankungen, Schlafstörungen usw.

---

92 Neuner-Jehle, S (2011). Zuviel des Guten – Rezepte gegen Polypharmazie. Primary Care, 11(12):212-215. Postprint available at: http://www.zora.uzh.ch

93 http://www.apothekerkammer-niedersachsen.de vom 10. April 2012.

Klarheit über Behandlungskosten

Nehmen Sie medizinische Leistungen in Anspruch, empfiehlt es sich, abzuklären, wer für die Kosten aufkommt. Ob Ihre Kranken- oder Unfallversicherung die Kosten effektiv übernimmt, ist nicht immer so eindeutig. Schieben Sie etwaige Zweifel nicht beiseite, sondern klären Sie frühzeitig mit den Beteiligten ab, welche Regeln Anwendung finden. Diese Massnahme hilft, unliebsamen Überraschungen vorzubeugen, und reduziert unnötigen Stress bei der Zahlung von medizinischen Rechnungen.

WIE SIND DIE KOSTEN VON LEISTUNGEN IN DER GRUNDVERSICHERUNG GEREGELT?

Allgemein Von Gesetzes wegen (Krankenversicherungsgesetz, KVG) haben alle Versicherten den gleichen Anspruch auf Kostenübernahme von medizinischen Leistungen im Bereich der Grundversicherung.

Der Patient muss vom medizinischen Fachpersonal darauf hingewiesen werden, falls die Leistungen nicht zu den Pflichtleistungen der obligatorischen Krankenversicherung gehören.

Einen Teil der Behandlungskosten müssen Sie selber bezahlen. Diese Kostenbeteiligung setzt sich bei Erwachsenen zusammen aus einer ordentlichen jährlichen Franchise in Höhe von Fr. 300.– und aus dem Selbstbehalt von 10 Prozent des Rechnungsbetrages. Der Selbstbehalt wird auf max. Fr. 700.– pro Jahr begrenzt. Wir empfehlen Ihnen für weitere Informationen den Beobachter-Ratgeber «Krankenkasse optimieren»[94] oder den Besuch der Internet-Seite «Sie fragen, wir antworten» des Bundesamtes für Gesundheit BAG.[95]

Spezialfall: ausserkantonale Behandlungen

Eine häufige und wichtige Frage ist, ob Patienten in der Schweiz seit Einführung der freien Spitalwahl im Rahmen der Spitalreform von 2012 noch eine Zusatzversicherung benötigen. Diese Frage ist klar mit ja

[94] Urs Zanoni, Krankenkasse optimieren, Idealer Versicherungsschutz, tiefere Prämien, Beobachter-Buchverlag 2009.

[95] http://www.bag.admin.ch/themen/krankenversicherung/00263/00264/index.html?lang=de.

63

zu beantworten. Sie brauchen noch eine Zusatzversicherung, weil die Grundversicherungen nur die Kosten zum Tarif ihres Wohnkantons vergüten. Ist der Tarif im behandelnden ausserkantonalen Spital höher als der Tarif in einem Listenspital des Wohnkantons, so muss der Patient die Differenz selbst berappen. Für Patienten ist es nicht einfach, in Erfahrung zu bringen, ob die Versicherer die Kosten einer ausserkantonalen Behandlung nun übernehmen oder nicht. Deshalb empfehlen wir Ihnen, sich frühzeitig bei den Fachstellen, in erster Linie bei Ihrem Versicherer oder beim Kantonsarzt Ihres Wohnkantons, über die Vergütungspraxis zu erkundigen.

WIE SIND DIE KOSTEN IM ZUSATZVERSICHERUNGS-BEREICH GEREGELT?

Unter «Informationen bewerten – Versicherungsbestimmungen der Krankenversicherer verstehen» (Seite 32) haben Sie bereits wichtige Hinweise über die Rahmenbedingungen der Zusatzversicherungen erhalten.

Sie sollten spätestens bei Klinikeintritt Klarheit darüber haben, für welche Leistungen Ihre Zusatzversicherung aufkommt. Bei einer Notfallbehandlung ist es möglich, dass Sie gefragt werden, ob Sie über eine Zusatzversicherung, zum Beispiel «Halbprivat», verfügen. Bejahen Sie dies, werden Sie unter Umständen gebeten, dies mit einer Unterschrift zu bestätigen.

Möglich ist auch, dass Patienten wegen akutem Notfallstress oder nach Medikamenteneinnahme diese verlangte Bestätigung über den Versicherungsstatus in irriger Weise unterzeichnen. Bis der Fehler entdeckt wird, können einige Tage vergehen. Tage, die der Betreffende unter Umständen auf der Privatabteilung ohne entsprechende Versicherungsdeckung verbrachte. Ein solcher Aufenthalt kann sehr schnell sehr teuer werden.

Deshalb empfiehlt es sich, genau über den Versicherungsstatus Bescheid zu wissen. Lassen Sie sich im Zweifelsfall bei einem Notfall nicht privat oder halbprivat behandeln und beauftragen Sie Ihre Vertrauensperson, mit der Versicherung Kontakt aufzunehmen.

Kostengutsprache vor der Behandlung einholen In der Praxis kommt es immer wieder vor, dass Patienten erst nach der Behandlung in einem Privatspital erfahren, dass die Kosten oder ein Teil der Kosten nicht vom Zusatzversicherer vergütet werden. Wir empfehlen Ihnen daher dringend, vor Eintritt in ein Privatspital die entsprechende Kostengutsprache abzuwarten. Verlangen Sie also unbedingt eine Kostengutsprache (schriftliche Bestätigung) und lesen Sie genau, welche Leistungen von der Versicherung übernommen werden.

Vorsicht bei privater Unfallversicherung durch Arbeitgeber Als Arbeitnehmer sind Sie in der Schweiz gegen Unfall und Berufsunfall versichert. Die Versicherungsprämien für Berufsunfall und Krankheit übernimmt der Arbeitgeber, jene für Nichtberufsunfall der Arbeitnehmer.

Bestimmte Arbeitgeber offerieren ihren Angestellten im Sinne einer freiwilligen Zusatzleistung für den Fall eines Unfalls eine private oder halbprivate Spitalzusatzversicherung. Der Angestellte geht dann davon aus, dass er sich bei Spitaleinweisung nach einem Unfall halbprivat oder privat behandeln lassen kann. Dass die Begriffe «Unfall» und «Krankheit» jedoch im Versicherungsrecht bestimmte Voraussetzungen erfüllen müssen und deren Abgrenzung sehr heikel sein kann, wissen viele Versicherte nicht.

Lässt sich der Verunfallte nun auf der privaten Abteilung behandeln und ergibt sich Wochen bis Monate später bei der Abrechnung, dass das Unfallereignis versicherungsrechtlich nicht als Unfall gilt, bleibt die Leistung des Unfallversicherers aus. Die Behandlungskosten für die Zusatzleistungen (privat oder halbprivat) muss dann der Betroffene selbst berappen.

Bevor Sie also Zusatzleistungen beanspruchen, empfiehlt es sich, eine schriftliche Bestätigung über die entsprechende Leistungspflicht einzuholen. Sonst kann es für Sie teuer werden.

WAS SOLLTE ICH ÜBER DIE ARZT- UND SPITALRECHNUNG WISSEN?

Der Saldo-Ratgeber über die Rechte der Patienten[96] erläutert sehr anschaulich, wie Sie eine Arzt- oder Spitalrechnung überprüfen können. Deshalb beschränken wir uns im Folgenden auf die grundsätzliche Differenzierung der Abrechnungen im ambulanten und im stationären Bereich.

Ambulante Rechnung: Tarmed Der «Tarmed» (Abkürzung von **med**izinische **Tar**ife) ist ein Einzelleistungstarif für die **ambulante** Arztleistung in der freien Praxis und im Spital mit rund 4600 Tarif-Positionen. Jede Leistung enthält einen technischen und ärztlichen Anteil. Gut erklärt ist das TARMED-Konstrukt samt Tipps zur Rechnungsprüfung im Blog www.monsieur-sante.ch. Mit Fragen können Sie sich auch an Santésuisse wenden, den grössten Verband der Krankenversicherer.[97] Die Kosten der Leistungserbringer (Arzt und Spital) werden, abgesehen von der Selbstbeteiligung[98], zu 100 Prozent vom Krankenversicherer übernommen.

Stationäre Rechnung: Fallpauschale (DRG) Die Abrechnung nach einer stationären Behandlung erfolgt seit Januar 2012 gemäss diagnosebezogenen Fallgruppen (kurz DRG bzw. Diagnosis Related Groups). Im Unterschied zu TARMED muss das Spital die Leistung pauschal abrechnen. Das Besondere dabei ist, dass das Spital nicht die effektiven Kosten für die erbrachte Behandlung abrechnet, sondern je nach Fallpauschale, die sich durch die Diagnosen bzw. Nebendiagnosen ergeben, einen bestimmten Betrag erhält. Die Kosten (mit Ausnahme der Selbstbeteiligung) werden zwischen dem Krankenversicherer und dem Kanton geteilt. Die Kantone müssen mindestens 55 Prozent der Kosten übernehmen, die Krankenversicherungen höchstens 45 Prozent. Die Einführung dieser leistungsorientierten Abgeltung von Spitalleistungen erfolgte unter grossem Widerstand von verschiedenen Seiten.

---

96 Kurt Pfändler, Saldo-Ratgeber,
Tipps für den richtigen Umgang mit
Ärzten und Spitälern, 3. Auflage, 2007.

97 Santésuisse, Römerstrasse 20,
4502 Solothurn.

98 Die Selbstbeteiligung ergibt sich aus
Franchise und Selbstbehalt.

PRAXISBEISPIEL SILVIA STEINER

FRAGEN

Beim wem kann Silvia Steiner abklären, wer für die Kosten ihrer Behandlung im Spital des Nachbarkantons aufkommt? Wie kann sie sich auf die Operation vorbereiten? Was kann sie zur eigenen Sicherheit während der Behandlung im Spital beitragen?

ANTWORTEN

Zur Klärung der Frage, ob die Krankenkasse die Kosten der Behandlung im Nachbarkanton übernimmt, wendet sich Silvia Steiner direkt an ihre Versicherung und an den Kantonsarzt. Sie wartet vor dem definitiven Spitaltermin ab, bis sie von den beteiligten Stellen eine Bestätigung über die Kostenübernahme in Händen hält.

Danach bereitet sie sich auf den Spitaleintritt vor, indem sie unter anderem ihre gesamte Medikamentenliste samt den Präparaten selbst mitnimmt. Zudem hat sie die noch offenen Fragen auf einem Blatt notiert und lässt sich von ihrer Freundin begleiten.

Nach dem Eingriff sieht Frau Steiner, wie die Pflegefachperson bei ihr eine Infusionslösung, die über eine Kanüle in ihre Armvene fliesst, wechselt. Silvia Steiner fragt nach dem Sinn und Zweck dieser Infusionslösung und erkundigt sich nach der Tropfgeschwindigkeit, damit sie mithelfen kann, die Verabreichungsdauer im Auge zu behalten.

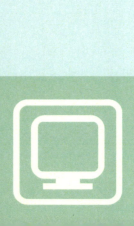

Informiertes Verhalten
im Konflikt

BEISPIEL AUS DER PRAXIS

Georg Wittwer[99] musste sich wegen Schilddrüsen-Krebs am Hals operieren lassen. Der Eingriff dauerte mehr als drei Stunden. Nach der Operation fällt Georg Wittwer eine grosse, schmerzende Verbrennungsblase am rechten Unterschenkel auf. Er kann sich nicht erklären, wie es dazu gekommen ist. Er erkundigt sich deshalb beim Arzt, der ihn operiert hat, nach möglichen Ursachen, erhält jedoch keine befriedigende Antwort.

FRAGEN

Georg Wittwer leidet nach der Halsoperation noch stark an seiner Verbrennung am Unterschenkel und vermutet eine fehlerhafte Behandlung als Ursache.

Mit wem kann er über seinen Verdacht sprechen?

Wer klärt für ihn ab, was genau während der Operation passiert ist? Und wer ersetzt ihm den erlittenen Schaden?

---

99 Name geändert.

Mit Beginn der medizinischen Behandlung macht sich jeder Patient bewusste und unbewusste Vorstellungen darüber, was ihn erwartet. Ärzten wie Patienten ist oft nicht klar, wie stark die jeweiligen Krankheitskonzepte voneinander abweichen.[100]

Konflikte im medizinischen Bereich entstehen für den Patienten insbesondere dann, wenn das, was er im Behandlungsverlauf von der Therapie erwartet, mit dem von ihm Erlebten unvereinbar ist oder erscheint. Sieht sich der Patient gegenüber den medizinischen Fachpersonen, die ihn betreuen, in einem Konflikt, begleiten ihn in der Regel negative Gefühle in Form von Beklemmung, Ängsten oder Aggressionen.

Als erster Schritt zur Konfliktlösung empfiehlt es sich, die eigene Wahrnehmung zu prüfen und das Problem zu analysieren. Die häufigsten Konfliktarten in der Arzt-Patient-Beziehung lassen sich unserer Erfahrung nach auf folgende drei Aspekte reduzieren:

1. Informationskonflikt
2. Beziehungskonflikt
3. Zielkonflikt

Diese Konflikte lassen sich in der Praxis nicht immer präzis trennen. Im Gegenteil, nicht selten treten sie sogar kombiniert auf. Einen konkreten Blick auf die einzelnen Konfliktaspekte zu werfen, kann für eine proaktive Problemlösung hilfreich sein.

1. Beim Informationskonflikt ist in der Regel die dem Patienten bewusst gewordene Wissenslücke Ursache für die Enttäuschung. Der häufigste Mangel in der Praxis sind Defizite bei Kommunikation und Aufklärung zwischen Arzt und Patient. Studien zeigen, dass Ärzte den Redefluss des Patienten meist nach weniger als 30 Sekunden unterbrechen und damit wichtige Informationen über das Patientenbefinden verpassen. Das erhöht die Wahrscheinlichkeit einer Fehlbehandlung und führt zu einem Bruch im Vertrauensverhältnis.[101]

---

100 Kommunikation im medizinischen Alltag, ein Leitfaden für die Praxis, Seite 30, SAMW, 2013.

101 Kommunikation im medizinischen Alltag, ein Leitfaden für die Praxis, Seite 5, SAMW, 2013.

2. Beim Beziehungskonflikt ist der Patient meist enttäuscht über das für ihn gefühlsmässig nicht angemessene Verhalten des Arztes. Das kann sich in einer mangelnden ärztlichen Anteilnahme an der Schmerz- oder Verlustsituation äussern, oder der Patient fühlt sich nicht respektvoll behandelt. Ursache kann auch ein Mangel an Aufmerksamkeit sein, wenn sich beispielsweise der Chirurg im operativen Bereich nach dem Eingriff nicht mehr für den Patienten interessiert und für Fragen nicht mehr zur Verfügung steht.
3. Ein Zielkonflikt liegt vereinfacht dargestellt vor, falls das vom Patienten erwartete medizinische Resultat wesentlich von den berechtigten (realistischen) Erwartungen abweicht. Ein völlig abweichendes medizinisches Resultat kann schicksalshaft bedingt sein. Ursache kann aber auch sein, dass die medizinischen Fachpersonen nicht die nötige Sorgfalt erbracht haben, die sie dem Patienten während der Behandlung schulden.

Konstruktive Konfliktlösungen mit dem Arzt

Durch Abwarten alleine lässt sich ein Konflikt erfahrungsgemäss nicht lösen. Eine nachhaltige Konfliktlösung verlangt konstruktive Lösungen. Mit destruktiven Strategien wie Gefühlsverdrängung, Anpassung oder aggressiven Schuldvorwürfen gegenüber Behandelnden traumatisiert sich der Patient nicht selten zusätzlich. Umso wichtiger sind deshalb konstruktive Lösungen, die in erster Linie darin bestehen, durch Problemanalyse die Realität zu erkunden. Je nach Art des Konflikts lassen sich Hypothesen bilden und daraus Erklärungen ableiten.

WIE BEREITE ICH DAS GESPRÄCH MIT DEM ARZT VOR?

Formulieren Sie als Patient in einem ersten Schritt die wichtigen Aspekte der nicht erfüllten Erwartungen, und halten Sie die zentralen Punkte schriftlich auf einer Liste fest. Suchen Sie dann das Gespräch mit dem beteiligten Arzt. Erkundigen Sie sich vorher über das Zeitbudget, das zur Verfügung steht, damit Sie Ihre Anliegen besser einteilen können. Sinnvoll ist, wenn Sie sich von einer Vertrauensperson begleiten lassen. Diese Person muss medizinisch nicht unbedingt fachkundig sein. Gut ist, wenn die Begleitperson das Zeitmanagement im Auge behält und das Gespräch in groben Zügen protokolliert.

BRAUCHE ICH UNTERSTÜTZUNG VON DRITTEN?

Welche Strategien zur Konfliktlösung geeignet sind, hängt auch vom Ausmass des allenfalls eingetretenen Schadens ab. Ein kleiner und überschaubarer Konflikt lässt sich in der Regel gut ohne Hilfe von aussen bewältigen. Hilfe von institutionellen Fachorganisationen, die auch mit spezialisierten Fachkräften (Ärzte wie Anwälte) zusammenarbeiten, kann sich bei sehr komplexen Sachverhalten mit folgenschweren Auswirkungen aufdrängen. Ein sehr schwieriger Geburtsverlauf mit Schädigung der Mutter sowie des Neugeborenen, der die gesamte Familie traumatisiert und sich auf die Betroffenen lebenslänglich auswirkt, ist ein Beispiel für einen solchen abklärungsbedürftigen Sachverhalt.

Rechte und Pflichten von Patienten

Ergeben sich während der medizinischen Behandlung strittige Fragen, benötigen Sie als Patient das Wissen darüber, welches Ihre Rechte und Pflichten sind. Speziell dazu haben wir den SPO-Ratgeber «Rechte und Pflichten von Patienten» erstellt, den Sie unter www.spo.ch finden oder bei uns bestellen können. In den folgenden drei Abschnitten beschränken wir uns deshalb auf eine Zusammenfassung der Rechte und Pflichten von Patienten.

WAS SIND MEINE RECHTE?

Recht auf Information Der Arzt muss Sie umfassend über die Diagnose (Zuordnung zu einer Krankheit), die Art der Behandlungen sowie über deren Risiken und Nutzen aufklären. Besonders wichtig sind die Erläuterungen über die möglichen Behandlungsalternativen. Sie haben jederzeit das Recht auf Ihre eigenen Daten. Das beinhaltet, dass Sie jederzeit Anspruch auf eine Kopie Ihrer Krankengeschichte haben. Auch Kopien von Röntgenbildern,

Laborbefunden etc. stehen Ihnen zu. Wir empfehlen Ihnen dazu den
SPO-Ratgeber «Umgang mit der Krankengeschichte».

Recht auf Selbstbestimmung (Einwilligung oder Ablehnung)
a) Sie entscheiden nach umfassender ärztlicher Aufklärung selbst, ob Sie
die angezeigte medizinische Behandlung antreten wollen, oder ob Sie
aufgrund persönlicher Überlegungen den ärztlichen Behandlungsvorschlag
ablehnen. Sollten Sie für den anstehenden Entscheid nicht urteilsfähig
sein, müssen die Behandelnden abklären, ob Sie eine Patientenverfügung
verfasst haben. Falls Sie keine Patientenverfügung verfasst haben, entscheiden Ihre Angehörigen nach einer vom Gesetzgeber vorgesehenen
Reihenfolge über die Massnahmen der medizinischen Behandlung
(Art. 378 des Zivilgesetzbuches).

b) Grundsätzlich können Sie jederzeit Ihren Arzt wechseln. Unter Umständen müssen Sie, je nach Versicherungsmodell, vorher Ihre Krankenversicherung kontaktieren. Das gleiche Recht steht jedoch auch ihrem
Arzt (Hausarzt, Spezialist etc.) zu. Der Arzt kann, abgesehen von Notfällen,
das Behandlungsverhältnis auflösen, wenn in der Beziehung Konflikte
entstanden sind.

c) Wenn Sie Ihre Organe nach Ihrem Tod spenden wollen, können Sie dies
mit einem Organspende-Ausweis zum Ausdruck bringen oder in Ihrer
Patientenverfügung darauf hinweisen. Die Regeln über die Organspenden
sind im Transplantationsgesetz festgehalten. Lassen Sie sich vor einem
Entscheid von einer Fachperson beraten, was bei einer Organspende nach
dem Tod zu beachten ist.

Recht auf Privatsphäre Zur Privatsphäre gehört die Schweigepflicht von
Ärzten und deren Hilfspersonen. Das bedeutet, dass die Daten über Ihren
Gesundheitszustand grundsätzlich nicht ohne Ihre Einwilligung weitergege-
ben werden dürfen. Einige Kantone haben jedoch Bestimmungen in den
jeweiligen Patienten- oder Gesundheitsge-
setzen erlassen, die bereits von einer Einwilligung des Patienten zur Datenweitergabe
an vor- oder nachbehandelnde Ärzte oder
an die nächsten Angehörigen ausgehen.[102]

102 § 15 und § 16 Patientinnen- und
Patientengesetz Zürich, abrufbar unter
http://www2.zhlex.zh.ch/appl/zhlex_
r.nsf/0/A2464D55ABBA2D74C1257C
3F003A675C/$file/813.13_5.4.04_83.pdf

Zum Schutz der Privatsphäre gehört auch, dass Untersuchungen und Behandlungen nur in Anwesenheit der absolut notwendigen Personen stattfinden sollen.

Recht auf Sicherheit Ärzte und ihre Hilfspersonen müssen die Sicherheits- und Qualitätsstandards einhalten. Die Behandelnden schulden Ihnen die jeweils nötige Sorgfalt bei Planung und Durchführung der medizinischen Therapie. Sie dürfen darauf vertrauen, dass die medizinischen Geräte ordnungsgemäss gewartet sind und das Fachpersonal angemessen ausgebildet ist.

Ihre physische und psychische Integrität müssen die medizinischen Fachpersonen, die Sie betreuen, bei Untersuchungen und Behandlungen soweit als möglich wahren. Wie Sie sich vor Übergriffen schützen können, erfahren Sie auf Seite 55.

Recht auf Beschwerde
a) Wenn Sie sich vom Arzt in einer Praxis nicht verstanden fühlen oder den Eindruck haben, von der Praxisassistentin nicht richtig behandelt worden zu sein, können Sie sich bei den Beteiligten melden und ein klärendes Gespräch verlangen. Sollten Sie danach noch immer Grund für eine wesentliche Beanstandung haben, können Sie sich an die kantonalen Aufsichtsstellen, in der Regel der jeweilige Kantonsarzt bzw. die kantonale Gesundheitsdirektion, wenden. Bei Problemen mit einem Facharzt können Sie sich unter Umständen an die jeweilige fachärztliche Gesellschaft wenden. In der Schweiz sind 95 Prozent der berufstätigen Ärzte Mitglied im Ärztedachverband FMH (Swiss Medical Association). Bei Fragen zu Ärzten steht Ihnen das Generalsekretariat der FMH in Bern unter der Nummer 031 359 11 11 zur Verfügung.

b) Kliniken können auf Anfrage darüber Auskunft geben, wer für Ihre Beschwerde zuständig ist. Immer häufiger führen grössere Kliniken als Dienstleistung auch eine Risk- oder Qualitätsmanagement-Abteilung, die u.a. Patientenbeschwerden bearbeitet. Innerhalb einer festgelegten oder vereinbarten Frist dürfen Sie mit einer Stellungnahme rechnen.

WIE KANN ICH MEINE RECHTE UMSETZEN?

Selbsthilfe Ihre Rechte können Sie umsetzen, indem Sie dem Arzt mündlich mitteilen, was Ihre Ansprüche sind. Falls Sie sich von ihm unverstanden fühlen, empfehlen wir Ihnen das schriftliche Vorgehen. Je nach Anliegen können Sie die bei uns abrufbaren Ratgeber («Umgang mit der Krankengeschichte verlangen» etc.) benutzen. Behalten Sie eine Kopie Ihres Schreibens bei sich. Sie können sich mit einer Kopie des Briefes auch an den Kantonsarzt wenden, falls zusätzliche Hilfe nötig ist.

Dritthilfe: Unterschied zwischen Ombudsstellen und Patientenorganisationen
a) Wenn Sie Ihr Anliegen nicht selbstständig umsetzen können, helfen Ihnen spezialisierte Organisationen. Beachten Sie dabei den zentralen Unterschied zwischen Stellen, die als neutraler Kundendienst (intern oder extern) der Anbieter tätig sind (Ombudsstellen oder Kommissionen), und solchen, die effektiv unabhängig Dienstleistungen für Patienten erbringen (Patientenorganisationen und Patientenstellen).

b) Das Universitätsspital Zürich offeriert beispielsweise seit 1979 eine interne Ombudskommission, deren Aufgabe es ist, Schwierigkeiten zu bereinigen und einer für beide Seiten tragbaren Lösung zuzuführen. Ein solches Angebot besteht auch von Kliniken in der Nordostschweiz, wo seit 2012 eine Ombudsstelle kostenlos zur Verfügung steht. Dabei steht das Vermitteln und Schlichten zwischen den Parteien im Vordergrund.

c) Wenn Sie eine Vertretung suchen, die sich in erster Linie für **Ihre** Interessen einsetzt, dann müssen Sie sich an eine finanziell und organisatorisch unabhängige Patientenorganisation oder Patientenstelle wenden. Leider sind die Bezeichnungen der Organisationen in den Kantonen nicht einheitlich, was die Übersicht erschwert. Fragen Sie im Zweifel die jeweilige Fachperson, wie sich die Informationsstelle finanziert und wie sie organisatorisch aufgebaut ist. Wenn die Anlaufstelle eine Stiftung ist, lohnt sich ein Blick darauf, wer im Stiftungsrat vertreten ist. Darin kann sich der Grad der Abhängigkeit zeigen.

WAS SIND MEINE PFLICHTEN?

Als Patient haben Sie nicht nur Rechte, sondern auch die folgenden Pflichten:

Mitwirkungspflicht Übernehmen Sie eine aktive Rolle in der medizinischen Behandlung, indem Sie genau prüfen, in welche medizinischen Schritte Sie einwilligen. Lesen Sie dazu die schriftlichen Aufklärungsprotokolle vor der Unterzeichnung genau durch und ergänzen Sie Ihre schriftliche Einwilligung mit allfälligen zusätzlichen Wünschen.

Zeichnet der operierende Arzt beispielsweise auf dem Aufklärungsprotokoll auf, wie er die Schnittführung bei einem Baucheingriff plant, und haben Sie dazu spezielle Wünsche, dann teilen Sie ihm das mit. Sie können dies direkt auf dem Protokoll vermerken.

Befolgen Sie die ärztlichen Therapieinstruktionen, falls Sie dazu vorher eingewilligt haben, und erscheinen Sie pünktlich zu den Kontrollterminen. Falls Sie den mit dem Arzt vereinbarten Behandlungsplan nicht einhalten, darf der Arzt das Behandlungsverhältnis, abgesehen von Notfällen, auflösen.

Meldepflicht Ergeben sich für Sie während der medizinischen Therapie Unklarheiten, müssen Sie die entsprechenden Fragen umgehend stellen. Über neu auftretende Symptome oder Allergien etc. sind die Verantwortlichen umgehend zu informieren.

Schadenminderungspflicht Versicherungen können die Versicherungsleistungen kürzen, wenn Sie die zumutbaren Massnahmen nicht ergreifen, um die Folgen der gesundheitlichen Beeinträchtigungen zu mildern. Übernimmt beispielsweise eine Berufs-Haftpflichtversicherung des Arztes nach einem Behandlungsfehler die Kosten für den entstandenen Schaden, so muss der Patient die zumutbaren Massnahmen ergreifen, falls damit weitere Kosten vermieden werden können.

Zur Schadenminderung im weiteren Sinne gehört auch, dass Sie eine Arzt- oder Spitalabrechnung nach Erhalt überprüfen und den Beteiligten etwaige Fehlabrechnungen umgehend mitteilen.

INFORMIERTES VERHALTEN IM KONFLIKT

Medizinischer Behandlungsfehler oder Risiko

Wenn sich die Erwartungen des Patienten nach einer Operation nicht erfüllen, beispielsweise wenn die Schmerzintensität nach einem Rückeneingriff unverändert ist oder die erhoffte Besserung der Funktion in einem Gelenk ausbleibt, vermuten nicht wenige Patienten einen Behandlungsfehler.

Der Arzt ist verpflichtet, den Patienten fachgerecht nach den Regeln der ärztlichen Kunst zu behandeln. Dabei hat er die den Umständen gebotene und zumutbare Sorgfalt zu beachten.[103] Diese ärztliche Sorgfaltspflicht lässt sich deshalb nicht generell definieren, sie ist vielmehr von der jeweiligen Ausgangslage abhängig. Den Erfolg einer Behandlung kann und muss der Arzt nicht garantieren. Insofern ist es für Patienten schwierig oder gar nicht möglich, zu erkennen, ob das unerwünschte Resultat eine Folge mangelnder Sorgfalt ist oder die Folge von krankheitsspezifischen Faktoren und nicht vermeidbaren Risiken.

WANN LIEGT EINE ÄRZTLICHE PFLICHTVERLETZUNG VOR?

Bei einem unerwünschten Ergebnis kann ein Behandlungsfehler vorliegen, wenn der Arzt die Behandlung nicht richtig, sorgfältig oder zeitgerecht durchführt. Die Behandlung muss dem aktuellen medizinischen Standard entsprechen, das bedeutet, dass der Arzt nicht ohne sachlichen Grund ausserhalb des pflichtgemässen Ermessens bzw. ausserhalb der anerkannten Regeln der Medizin und entgegen dem Standard tätig sein darf. Andernfalls ist davon auszugehen, dass der Arzt die erforderliche Sorgfalt nicht erbracht hat.

Die Verletzung der ärztlichen Sorgfaltspflicht im Rahmen eines Operationsfehlers wurde zum Beispiel bejaht bei einem Hüftprothesenwechsel nach Prothesenlockerung, bei dem das frühere Knochenzement nicht vollständig entfernt wurde.[104] Als ärztliche Pflichtverletzung beurteilt wurde auch der Behandlungsfehler durch einen Narkosearzt, der bei einer

103 Bundesgerichtsentscheid 120 II Ib 411.

104 Vgl. Dr. iur. Werner E. Ott, Medizinische und rechtliche Abklärungen von Arzthaftpflichtfällen im HAVE 4/2003, Seite 286.

Blinddarmoperation an einem Kind eine verfehlte Technik anwendete und eine viel zu hohe Dosis eines Medikamentes verabreichte, welche zu einer schweren Hirnschädigung führte.[105]

Auch eine Verletzung der Aufklärungspflichten ist rechtswidrig und kann eine ärztliche Haftung zur Folge haben.

Der geschädigte Patient muss die ärztlichen Pflichtverletzungen nachweisen und aufzeigen, welcher Schaden dadurch entstanden ist (Kausalitätsnachweis). Dem Laien ist es ohne Hilfe oft nicht möglich, diese beiden Nachweise zu erbringen (Pflichtverletzung und Kausalität des Schadens).

WIE GEHT DER PATIENT VOR, WENN ER EINEN BEHANDLUNGSFEHLER VERMUTET?

Wenn der Patient eine Fehlbehandlung vermutet, empfiehlt sich in einem ersten Schritt das Gespräch mit dem betreffenden Arzt. Teilen Sie ihm Ihre Enttäuschung über das Ergebnis mit und verlangen Sie die Erläuterung der Umstände. Je nachdem, wie verständlich und glaubwürdig die Erklärungen des behandelnden Arztes über das unerwünschte Resultat sind, ist ein weiteres Gespräch zur Klärung mit einer fachkundigen Person angezeigt, zum Beispiel mit dem Hausarzt.

Bevor Sie mit unbeteiligten Fachpersonen über den Vorfall sprechen, empfiehlt es sich, ein Gedächtnisprotokoll zu erstellen, das die Ereignisse zusammenfasst. Beschreiben Sie darin beispielsweise den Behandlungsverlauf samt zeitlicher Abfolge und listen Sie alle beteiligten Fachpersonen auf. Halten Sie fest, falls jemand (Bettnachbar, Pflegefachperson etc.) Ihren Verdacht bestätigen kann.[106]

Falls sich nach mehreren Gesprächen der Verdacht eines Fehlers verdichtet, sollte sich der Patient, bevor er weitere Schritte in die Wege leitet, über seine Forderungen klar werden.

---

105 Bundesgerichtsentscheid 108 II 422 E.2.

106 Hardy Müller, Begutachtung von Behandlungsfehlern des MDK, Mai 2014.

107 Name geändert.

Vereinfacht dargelegt ergeben sich die drei folgenden möglichen Ziele:
1. Aufklärung darüber, was effektiv passiert ist
2. Beschwerde über das Vorgefallene, damit sich der mögliche Fehler nicht wiederholt
3. Ersatz des erlittenen Schadens (finanzieller Ausgleich für die durch den Schaden bedingten zusätzlichen Ausgaben und Schmerzensgeld).

PRAXISBEISPIEL: «FALSCH VERABREICHTE EISENSPRITZE»

Frau Sabine Sager[107] erhielt wegen sehr tiefer Eisenwerte vom Hausarzt ein Eisenpräparat, das er ihr direkt in die Vene am rechten Unterarm spritzte. Obwohl Frau Sager sofort über stark brennende Schmerzen klagte, verabreichte der Hausarzt die gesamte Dosis ohne zu überprüfen, ob die Spritze noch in der Vene lag. Frau Sager litt in der Folge unter anhaltenden Schmerzen am rechten Unterarm, was sie auch bei der Arbeit behinderte. Zudem verblieb eine sichtbare, faustgrosse bräunlich-graue Hautfärbung am Unterarm. Was erwartet Sabine Sager nun vom Hausarzt? Sie möchte sicher klare Auskunft darüber erhalten, wieso er das Präparat nicht korrekt verabreichen konnte. Vielleicht möchte Sie vom Hausarzt erfahren, was er unternimmt, um in künftigen Fällen eine Fehlinjektion zu vermeiden. Sie meldet diesen Vorfall deshalb auch dem Präparate-Hersteller. Zudem hat Frau Sager die Möglichkeit, für den Arbeitsausfall wegen der eingeschränkten Armbewegung einen Geldbetrag zu verlangen.

Unabhängig davon, ob ein Fehler nachweislich stattgefunden hat oder nicht, darf der Patient bei einem unerwünschten Ereignis im Rahmen der Behandlung vom Arzt einen Ausdruck des Bedauerns erwarten. Echte Anteilnahme im Sinne des Bedauerns zeugt von Respekt und Empathie dem Patienten gegenüber und ist kein Schuldeingeständnis für etwas, wofür der Arzt haftbar gemacht werden könnte.

Ob der Patient also weitere Hilfe zur Abklärung in Anspruch nimmt, hängt von seinen Zielen ab. Zu beachten ist jedoch auch, dass, wenn Sie sich an Anlaufstellen wenden, mit einem beträchtlichen Zeit- und Kostenaufwand zu rechnen ist. Nicht immer sind vertiefte Abklärungen heilsam, weil sie psychische Energien binden, die den Genesungsprozess des Patienten über längere Zeit unnötig belasten.

WELCHE ANLAUFSTELLEN STEHEN ZUR VERFÜGUNG?

Kundendienste der Leistungsanbieter Falls Ihnen die beiden ersten Ziele (Aufklärung und Beschwerde) am Herzen liegen, genügt es, sich an eine von der jeweiligen Klinik betriebene Ombudsstelle zu wenden. In diesen Fällen ist eine Vermittlung zwischen den Parteien durch Stellen der Leistungserbringer ausreichend.

Unabhängige Patientenvertreter Steht der betroffene Patient jedoch unter dem Eindruck, durch eine Fehlbehandlung einen erheblichen Schaden erlitten zu haben, empfiehlt es sich, den medizinischen Sachverhalt durch eine unabhängige Patientenberatungsstelle wie die Schweizerische Stiftung SPO Patientenschutz abklären zu lassen.

Kostenübernahme durch Rechtsschutzversicherung oder eigenes Kostenrisiko Sollten Sie über eine Rechtsschutzversicherung verfügen oder SPO-Mitglied sein, ist zu klären, wer die Kosten einer medizinischen Abklärung trägt. Die Anwälte der Rechtsschutzversicherungen tätigen die medizinischen Abklärungen in der Regel nicht selbst, sondern übergeben die Fälle an dafür spezialisierte Fachorganisationen wie die SPO, die über ein verlässliches Ärztenetzwerk verfügen.

Beachten Sie jedoch, dass die Rechtsschutzversicherung nur dann Leistungen übernehmen kann, wenn die Versicherung vor dem Ereignis, das untersucht werden soll, abgeschlossen wurde.

Zu Beginn ist in einer Vorabklärung der medizinische Sachverhalt aufzuarbeiten, damit die Beteiligten entscheiden können, ob sich weitere vertiefte Abklärungen lohnen. Ergeben sich bei einer Vorabklärung ausreichend Hinweise für einen Behandlungsfehler, empfiehlt es sich, einen auf Medizin spezialisierten Haftpflichtanwalt mit der weiteren Interessenvertretung zu beauftragen.

KLÄRUNG DER ENTSCHÄDIGUNG MIT DER HAFTPFLICHTVERSICHERUNG DES ARZTES

Fristen beachten bei Ansprüchen auf Schadenersatz und Genugtuung
Beachten Sie, dass Ansprüche auf Schadenersatz und Genugtuung (Schmerzensgeld) innerhalb von bestimmten Fristen zu stellen sind. Die Dauer der Fristen sind unterschiedlich, je nachdem, ob die Behandlung nach Privatrecht (Privatspital) oder öffentlichem Recht (öffentliches Spital) beurteilt wird. Die Frage des anwendbaren Rechts ist auch für Juristen nicht immer einfach zu beantworten. Bei Behandlungen in öffentlichen Spitälern richtet sich die Haftung des Arztes in der Regel nach dem jeweiligen kantonalen Haftungsgesetz. Werden die Fristen nicht eingehalten, verliert der Patient unter Umständen seine Ansprüche. Deshalb ist unbedingt frühzeitig mit spezialisierten Haftpflichtanwälten die Fristfrage zu prüfen.

Spezialisierter Patientenanwalt und Gutachten nötig? Aufgrund des massiven Informationsvorsprungs der behandelnden Fachpersonen werden viele vermeidbare Fehler verschwiegen oder zu einer Komplikation «umetikettiert».[108] Je nachdem, wie klar der Fehler erkennbar ist, tritt der Patientenanwalt in Verhandlung mit dem Anwalt der ärztlichen Haftpflichtversicherung. Unsere Erfahrung in der Praxis zeigt, dass die Anwälte der Haftpflichtversicherungen leider zunehmend Fehler bestreiten, die der behandelnde Arzt informell bereits zugegeben hat.

In vielen Fällen bedarf es deshalb der Stellungnahme eines nicht beteiligten Arztes (Gutachten), um die Fehlerfrage definitiv zu klären. Einen ärztlichen Gutachter zu beauftragen, will jedoch gut überlegt sein, denn nicht selten kann eine solche vertiefte Abklärung bis zu Fr. 10 000.– kosten und, je nach Spezialgebiet, ein bis zwei Jahre dauern. Regelmässig beauftragen auch Vertreter der Haftpflichtversicherungen einen Gutachter zur Stellungnahme. Oft endet der Konflikt zwischen Patient und Arzt in einem Gutachterstreit. Die über Jahre andauernde Ungewissheit über den Ausgang der Abklärung empfinden viele Patienten als zusätzliches Trauma.

Zum Abschluss der streitigen Angelegenheit kann ein aussergerichtlicher Vergleich (gütliche Einigung) führen, bei dem der

[108] Kommunikation im medizinischen Alltag, ein Leitfaden für die Praxis, Seite 69, SAMW 2013.

Patient eine von den Parteien verhandelte Entschädigung erhält. Oder aber die Parteien (Patient und Haftpflichtversicherung des Arztes) finden keine Einigung beziehungsweise eine Haftung wird abgelehnt, sodass der Streit ohne Entschädigung endet. Der Patient muss dann die entstandenen Kosten für Anwalt und Gutachter selber berappen, es sei denn, eine gerichtliche Klage führe den Konflikt weiter. Dieser Fortgang ist selten empfehlenswert, da die Aussichten auf Erfolg kaum kalkulierbar sind.

Gerichtliche Klage sehr selten Nur in sehr seltenen Fällen (1 bis 2 Prozent) lohnt sich der Gang zum Zivilgericht. Das Gerichtsverfahren dauert oft sehr lange und ist mit einem hohen Kostenrisiko verbunden. Zudem sind die gerichtlichen Entscheide in medizinischen Haftpflichtfällen sehr schwer vorhersehbar. Wer im Prozess recht bekommt, ist nicht in erster Linie eine Frage der Gerechtigkeit. Gewinner ist, wer die besseren Beweise vorlegen kann und sich taktisch geschickter verhält. Derjenige, der den Prozess gewinnt, hat somit recht und nicht, wer recht hat, gewinnt.[109] Eine aussergerichtliche Einigung mit der Haftpflichtversicherung ist deshalb einer Klage klar vorzuziehen.

Strafrechtliches Verfahren Behandlungsfehler können den Straftatbestand der fahrlässigen Körperverletzung (Art. 125 Strafgesetzbuches, StGB) oder der fahrlässigen Tötung (Art. 117 StGB) erfüllen. Ein solches Verfahren im Rahmen der Klärung eines Behandlungsfehlers schadet fast immer mehr, als es nützt: Der betroffene Arzt wird bei einem Urteil unnötig kriminalisiert, und das Strafverfahren verhindert einen systematisch guten konstruktiven Umgang mit medizinischen Fehlern.

Die SPO-Anwälte empfehlen nur in äusserst seltenen Fällen strafrechtliche Schritte, etwa bei besonders verwerflichem Verhalten der Verantwortlichen. Zum Beispiel wenn ein Arzt die Krankengeschichte im Nachgang zu seinen Gunsten ändert oder Beweismittel wie Röntgenbilder etc. gezielt verschwinden lässt.

---

109 Markus Felber, ehemaliger NZZ-Bundesgerichtskorrespondent, NZZ am Sonntag vom 7. Dezember 2014.

Konstruktive Konfliktlösungen mit der Krankenkasse

GRUNDVERSICHERUNG

Der Verband der Krankenversicherer hat bereits vor über 20 Jahren eine Stiftung gegründet, die sich «Ombudsstelle der sozialen Krankenversicherung» nennt. Der Ombudsman prüft, berät und vermittelt die Versicherten von anerkannten Kassen unentgeltlich in allen drei Landessprachen. Inhaltlich zuständig ist die Stiftung bei Problemen mit der obligatorischen Krankenpflegeversicherung sowie mit den von den Krankenkassen oder deren Partnergesellschaften betriebenen Heilungskostenzusatz- und Krankentaggeldversicherungen. Die Ombudsstelle wird jedoch nicht tätig, wenn der Konflikt rechtshängig ist. Dies ist zum Beispiel der Fall, wenn eine Verfügung der Krankenkasse vorliegt. Die Stiftung unterstützt im Weiteren keine Versicherten, die durch einen Anwalt bzw. eine Rechtsschutzversicherung vertreten sind.

Sie finden mehr Informationen über die Ombudsstelle der sozialen Krankenversicherung in Luzern unter www.ombudsman-kv.ch oder Tel. 041 226 10 10.

ZUSATZ- UND UNFALLVERSICHERUNG

Für Konflikte im Bereich Privatversicherung und SUVA ist die Stiftung der Privatversicherungen, die seit über 40 Jahren besteht, zuständig. Alle wichtigen Privatversicherer und die SUVA sind dieser Stiftung angeschlossen. Unterschiedliche Einschätzungen in Bezug auf den Inhalt einer Versicherungspolice, den Deckungsumfang, die Schadenhöhe, das Selbst- oder Drittverschulden sind nur einige Probleme, die zu Unstimmigkeiten mit einer Versicherungsgesellschaft führen können. Die Ombudsstelle berät lösungsorientiert und vermittelt unentgeltlich in Konfliktsituationen, wenn noch kein streitiges Verfahren im Gange ist, und sofern der Versicherte nicht anwaltlich vertreten ist.

Sie finden mehr Informationen über die Ombudsstelle von Privatversicherung und SUVA unter www.versicherungsombudsman.ch.

PRAXISBEISPIEL GEORG WITTWER

FRAGEN:

Georg Wittwer leidet nach der Halsoperation noch stark an seiner Verbrennung am Unterschenkel und vermutet eine fehlerhafte Behandlung als Ursache. Mit wem kann er über seinen Verdacht sprechen? Wer klärt für ihn ab, was genau während der Operation passiert ist, und wer ersetzt ihm den erlittenen Schaden?

ANTWORTEN:

Georg Wittwer erkundigt sich nochmals nach den Ursachen der Verbrennung am Unterschenkel. Der operierende Arzt weist ihn darauf hin, dass für die Lagerung der Beine während des Eingriffs das Narkoseteam zuständig sei. Zunächst muss sich Georg Wittwer vom grossen Eingriff am Hals in der Rehabilitation erholen, wo auch die Verbrennung am Bein gepflegt wird. Georg Wittwer vermutet noch immer, vom Operationsteam unsorgfältig behandelt worden zu sein, und spricht deshalb mit seinem Hausarzt darüber. Dieser geht davon aus, dass die Beine von Herrn Wittwer während der Narkose nicht ausreichend geschützt wurden, und es deshalb zu einem Lagerungsschaden kommen konnte. Georg Wittwer meldet diesen Vorfall seiner Rechtsschutzversicherung, die uns, die Schweizerische Stiftung SPO Patientenschutz, mit der Vorabklärung beauftragt.

Zunächst wird von allen beteiligten Ärzten die Krankengeschichte verlangt. Aus einzelnen Aktenstücken ergibt sich tatsächlich ein Hinweis darauf, dass der rechte Unterschenkel nicht standardgemäss mit einem Polster geschützt wurde, und dass wahrscheinlich die sich hin und her bewegenden Kabel für das Elektroskalpell zur Verbrennung geführt haben. Dieses Abklärungsresultat bespricht die SPO-Beraterin mit Herrn Wittwer und mit dem Anwalt. Da die Verbrennung auch zu einem finanziellen Schaden geführt hat, weil Georg Wittwer länger nicht arbeitsfähig war, kontaktiert der Patientenanwalt die Haftpflichtversicherung der zuständigen Klinik. Nach kurzer Verhandlung einigen sich die Parteien darauf, dass der erlittene finanzielle Schaden ersetzt wird.

INFORMIERTES VERHALTEN IM KONFLIKT

NOTIZEN

Zusammenfassung

DER PATIENTENKOMPASS FÜHRT ÜBER 5 SCHRITTE DER INFORMATION DURCH DEN GESAMTEN BEHANDLUNGSABLAUF

Damit Patienten als Partner eingebunden werden und mitentscheiden können, ist es wichtig, dass sie und allenfalls ihre Vertrauenspersonen über die dazu nötigen Informationen verfügen. Patienten möchten zunehmend auf Augenhöhe mit ihrem Arzt sprechen können. Oft fühlen sie sich jedoch überfordert und ohnmächtig, da ihnen das nötige Wissen im Umgang mit medizinischen Entscheiden fehlt, oder ihnen Wesentliches zur Diagnose und Therapie nicht verständlich erklärt werden konnte.

Der Patientenkompass möchte Sie als Patient oder Angehörige unterstützen, damit Sie Schritt für Schritt Sicherheit erlangen, um sich während der Behandlung aktiv als Partner der Fachpersonen beteiligen zu können.

Anhand eines umfassenden Praxisbeispiels fassen wir die fünf wesentlichen Schritte auf dem Weg zu selbstbestimmten Entscheiden während des Behandlungsablaufs nochmals anschaulich zusammen.

PRAXISBEISPIEL SANDRA SCHNEIDER

Sandra Schneider[110], 55 Jahre alt, ist seit vielen Jahren als Turnlehrerin in der Sekundarschule in Zürich tätig. Seit einigen Monaten leidet sie zunehmend unter Rückenschmerzen. In jüngeren Jahren wurde bei ihr ein leichter Bandscheibenvorfall auf Höhe der Lendenwirbel festgestellt. Dieses Problem konnte sie mit intensivem Training der Rückenmuskulatur damals selber lösen. Vor einem Arztbesuch hat sie Angst, denn sie weiss nicht, was damit auf sie zukommen könnte.

1. STUFE: INFORMATIONEN SAMMELN

Sandra Schneider sucht nach medizinischen Informationen, die ihr bei den Problemen mit ihrem Rücken weiterhelfen könnten. Am liebsten hätte sie sich mit ihrem langjährigen Hausarzt besprochen. Doch dieser hat sich vor einem Jahr pensionieren lassen, sodass sie sich im Moment nicht direkt an eine medizinische Vertrauensperson wenden kann.

Sandra Schneider sucht deshalb Hilfe im Internet und achtet darauf, ob die Inhalte auf den Gesundheitsseiten gut begründet sind, und ob es sich dabei in erster Linie um Werbeseiten für bestimmte Produkte gegen Rückenbeschwerden handelt. Via Internet bringt sie in Erfahrung, dass Überlastung und Verspannung die häufigsten Gründe für Rückenschmerzen sind.[111]

Da sie schon seit drei Monaten Schmerzen hat, vereinbart sie einen Termin mit ihrem neuen Hausarzt und bereitet sich auf das Gespräch mit ihm vor. Sie erstellt eine schriftliche Frageliste, die sie Punkt für Punkt mit dem Arzt besprechen möchte. Zudem notiert Sandra Schneider auf einem Blatt Papier, welche Vertrauenspersonen der neue Arzt im Falle von Problemen kontaktieren darf. Sie hält auch fest, welche Werte ihr wichtig sind. Zum Beispiel, dass sie lieber ein intensives körperliches Training macht, wenn sie dadurch auf Medikamente verzichten kann. Die Zusammenstellung über ihre Wünsche und Wertvorstellungen übergibt sie dem Arzt, damit er diese persönliche Mitteilung in ihr Patientendossier legen kann. Damit stellt Sandra Schneider sicher, dass der Arzt von Anfang an über ihre Anliegen informiert ist.

2. STUFE: INFORMATIONEN BEWERTEN

Sandra Schneider ist bewusst, dass sie die verschiedenen Informationen zu ihren Rückenbeschwerden aus dem Internet und seitens ihres Hausarztes richtig interpretieren muss. Nötig ist auch, dass sie diese Informationen in einen sinnvollen Bezug zu ihrer persönlichen Situation setzt. Sie weiss zudem, dass Nutzenangaben klarer verständlich sind, wenn sie in natürlichen Häufigkeiten ausgedrückt werden. Das Gesundheits-

110 Fiktive Figur.

111 http://www.medsolution.ch/shop/data/pdf/medix-zuerich-akute-rueckenschmerzen.pdf, März 2014, Seite 1.

dossier «Akute Rückenschmerzen», das Sandra Schneider im Internet gefunden hat, hält fest, dass 9 von 10 Patienten mit Rückenbeschwerden nach 4 Wochen wieder schmerzfrei sind.[112] Diese Angabe ist für sie nachvollziehbar.

3. STUFE: INFORMIERT ENTSCHEIDEN

Sandra Schneider leidet zunehmend unter ihren Rückenbeschwerden. Die Schmerzen strahlen inzwischen bis in die Füsse aus. Zudem gesellt sich ein Gefühlsverlust im linken Bein zu den Schmerzen.

Sie lässt sich von ihrem neuen Hausarzt einerseits zum Rheumatologen überweisen und andererseits zum Neurochirurgen (Facharzt für operative Behandlung des zentralen und peripheren Nervensystems), der sie falls nötig operieren würde. Nach weiteren Untersuchungen zeigt sich, dass der erneute Bandscheibenvorfall (Diskushernie) auf die Nerven im Bereich der Lendenwirbel drückt und für die Schmerzen und Empfindungsstörungen (Sensibilitätsstörungen) verantwortlich ist.

Sandra Schneider fühlt sich von den beteiligten Ärzten umfassend informiert. Sie wurde vom Rheumatologen und vom Neurochirurgen genau darüber aufgeklärt, weshalb eine Operation bei rasch zunehmenden Lähmungserscheinungen unumgänglich ist.[113] Sandra Schneider wiederum hat ihren Ärzten mitgeteilt, was Lebensqualität für sie bedeutet und welche Ängste für sie im Vordergrund stehen. Da ihre Mutter vor wenigen Jahren während einer Operation im Spital verstarb, möchte sie alles daran setzen, einen Eingriff zu vermeiden.

Da sie vielfältige Möglichkeiten der Schmerzbewältigung kennt, fällt es ihr im Vergleich zu anderen Patienten nicht so schwer, mit Schmerzen umzugehen. Sie nimmt auch in Kauf, mehrere Monate lang als Turnlehrerin auszusetzen. Zudem holt sie sich Hilfe bei einem Chiropraktor, der versucht, die Wirbelblockade mit Hilfe von manuellen Impulsen zu lösen.

---

[112] Gerd Gigerenzer, Bessere Ärzte, bessere Patienten, bessere Medizin, 2013, Seite 37.

[113] http://www.medsolution.ch/shop/data/pdf/medix-zuerich-akute-rueckenschmerzen.pdf, März 2014, Seite 1.

4. STUFE: INFORMIERTES VERHALTEN WÄHREND DER BEHANDLUNG

Sandra Schneider hat sich von ihrem Bandscheibenvorfall leider nicht erholt. Die zunehmende Lähmung in den Beinen ist nicht aufzuhalten, sodass sich eine Operation nicht vermeiden lässt.

Sie ist halbprivat versichert und hat sich vor Spitaleintritt eine schriftliche Bestätigung der Kostenübernahme von ihrer Krankenkasse geben lassen.

Kurz nach ihrem Eintritt ins Spital erfolgt eine Blutentnahme. Als die Pflegefachperson zwei Stunden später nochmals Blut abnehmen will, fragt Sandra Schneider nach dem Grund dafür. Zum Glück hat sie als aufmerksame Beobachterin nachgefragt, denn es stellt sich heraus, dass eine Verwechslung vorliegt, die erneute Blutentnahme also nicht nötig ist.

5. STUFE: INFORMIERTES VERHALTEN IM KONFLIKT

Sandra Schneider hat sich den Bandscheibenvorfall auf Höhe der Lendenwirbel im Rahmen einer einstündigen Operation entfernen lassen. Während der Vollnarkose wurde sie durch einen fingerdicken Schlauch (Tubus) beatmet.

Kaum aus der Narkose erwacht, stellt sie mit Schrecken eine grosse Zahnlücke fest – ihr rechter Schneidezahn fehlt. Kurz darauf erklärt ihr der zuständige Narkosearzt, dass beim Einschieben des Tubus die Zähne nicht mit der nötigen Sorgfalt geschützt wurden und der Schneidezahn deshalb beschädigt worden sei.

Sandra Schneider schätzt die offene Kommunikation des zuständigen Arztes. Er teilt ihr im klärenden Gespräch auch mit, dass er diesen Schadenfall seiner Berufshaftpflichtversicherung melden wird.

FAZIT

Sandra Schneider bewegt sich mithilfe des 5-Stufen-Modells der Information Schritt für Schritt durch den Diagnose- und Therapieablauf. Sie traut sich so eine aktive und selbstbestimmte Rolle während der medizinischen Behandlung zu. Ihren Wertvorstellungen und Erwartungen entsprechend fällt sie selbstbestimmt ihre Entscheide. Das ermöglicht ihr eine nachhaltige Beteiligung am Therapieprozess.

Sandra Schneiders bewusstes Patientenverhalten hat zu einer realistischen Erwartungshaltung und zum nötigen Verständnis für die Behandlungsempfehlung geführt.

ZUSAMMENFASSUNG

NOTIZEN

Anhang

**SPO-RATGEBER:
ABKLÄRUNGEN VOR EINER OPERATION**

1. Vorbereitung auf Arztgespräch
- Zeitplan für Gespräch und Frageliste mitnehmen
- Was ist Ihnen wichtig? (Arbeitsfähigkeit, Sport, Ästhetik, Sexualität, Biorhythmus etc.)
- Spezifische Ängste mitteilen (Schmerzen, Narkose etc.)
- Vertrauensperson mitnehmen, Antworten des Arztes notieren
- Medikamenten-Liste abgeben und Allergien oder sonstige Unverträglichkeiten mitteilen. Bei Einfluss auf Blutgerinnung eventuell Medikamente eine Woche vorher absetzen bzw. mit Arzt besprechen!
- Röntgenbilder zeigen und erklären lassen
- Aufklärungsgespräch mit dem Anästhesisten: Welche Art von Anästhesie ist für die OP nötig? Vollnarkose? Teilnarkose? Periduralanästhesie? Plexusblock?

2. Operation
- Operationsvollmacht: Operationsskizze/Bilder vorhanden?
- Kopie der Vollmacht verlangen, zu Hause in Ruhe nochmals mit Vertrauensperson durchlesen, nochmals Fragen stellen
- Eigenblutspende möglich?
- Wer operiert von Anfang bis Schluss?
- Nach Risiko/Komplikationen fragen: allgemein, operationsspezifisch und patientenspezifisch?
- Alternative Behandlungsmöglichkeiten?
- Zweitmeinung sinnvoll?
- Entspricht der geplante Eingriff einem Standardverfahren? Wie lange schon etabliert?
- Wie häufig pro Jahr wird der Eingriff durchgeführt?
- Bei neuem Verfahren: Seit wann in Anwendung? Wie wird Sicherheit gewährleistet?
- Bei Verwendung von Fremdmaterial: Seit wann in Anwendung? Dokumentation vorhanden und erhältlich? Humanes oder künstliches Material?

3. Nachbehandlung
- Wo: Intensivstation, Aufwachraum? Spitalaufenthaltsdauer?
- Wer betreut nach dem Eingriff? Erreichbarkeit des Arztes nachts, am Wochenende?
- Wunddrainagen: Wie lange?
- Wie lange dauert Nachbehandlung? Wie viele Nachkontrollen sind nötig?
- Rehabilitation oder Kuraufenthalt nötig? Wie lange?
- Dauer der Arbeitsunfähigkeit? Bewegungseinschränkung? Schmerztherapie? Belastbarkeit?

4. Kosten
- Alle Fragen vorher mit Krankenkasse klären!
- Spital ausserkantonal? Schriftliche Zusage verlangen, insbesondere bei privater und halbprivater Versicherung.
- Reha oder Kur: Wird Rehabilitation nach Absprache von Krankenkasse übernommen? In welchem Umfang wird Kuraufenthalt mitfinanziert?

5. Patientenverfügung
- Verfügung erstellen, mit Vertrauenspersonen besprechen
- Verfügung in die Klinik mitnehmen und Kopie an Angehörige geben

SPO-RATGEBER:
CHECKLISTE FÜR ZAHNPATIENTINNEN UND -PATIENTEN

1. Information und Aufklärung
Sie haben ein Recht auf Einwilligung oder Ablehnung einer Zahnbehandlung. Entscheidungsbasis ist eine umfassende, verständliche Aufklärung über
- den Befund (Diagnose)
- die Behandlungsmöglichkeiten (inkl. Alternativen), Vorteile, Nachteile, Risiken, Behandlungsplan und Kostenfolgen.

Erteilen Sie den Auftrag erst, wenn Sie alles verstanden haben.
Sie haben das Recht, die Krankengeschichte einzusehen und die Röntgenbilder zu erhalten.

2. Wirtschaftliche Aspekte
Sie haben das Recht auf einen Kostenvoranschlag. Es gibt drei Möglichkeiten:
- minimale Behandlung (für kleine Budgets)
- mittlere Variante
- Luxusvariante

Kostenvoranschläge von über Fr. 1000.– sollten detailliert und schriftlich sein sowie zahntechnische Leistungen mitberücksichtigen.
Wichtiger Vermerk im Kostenvoranschlag: Behandlung wird unterbrochen, wenn unerwartet höhere Kosten entstehen.
Informieren Sie den Zahnarzt rechtzeitig, wenn Sie in Raten zahlen möchten. Der Rechnungsbetrag darf maximal 15 Prozent über dem Kostenvoranschlag liegen.

3. Qualität
Wählen Sie jene Methode, die mit dem geringsten Risiko am sichersten zum Erfolg führt. Preisgünstige Zahnbehandlungen im Ausland: Mängelrüge bei Misserfolgen ist schwierig!

4. Versicherungsschutz
Krankenkassen übernehmen gewisse Behandlungen bei schweren, nicht vermeidbaren Krankheiten. Fragen Sie den Zahnarzt danach.

5. Meinungsverschiedenheiten
Suchen Sie das Gespräch mit dem Zahnarzt.

SPO-RATGEBER:
ANTWORTEN AUF HÄUFIGE FRAGEN ZUM THEMA RÖNTGEN

Welche Risiken sind mit Röntgenstrahlen verbunden?
Röntgenstrahlen können je nach Strahlenmenge Zellen schädigen und die Erbmasse verändern (Mutationen). Als Spätwirkung können sie das Risiko von bösartigen Erkrankungen/Krebs erhöhen.

Sind alle Personen gleich stark gefährdet?
Das Risiko einer Strahlenschädigung ist altersabhängig. Das Kind im Mutterleib und heranwachsende Menschen sind am strahlenempfindlichsten. Am meisten Vorsicht ist bei Kindern und schwangeren Frauen geboten. Je älter die Patienten, umso weniger wird sich die Strahlenbelastung auswirken können, weil die Reaktion nicht sofort eintritt.

Was bedeutet Millisievert (mSv)?
Ein Millisievert (mSv) ist ein Tausendstel Sievert, wobei Sievert die biologisch-physikalische Strahlenbelastung bezeichnet. Das Mass zeigt an, wie stark Röntgen- oder andere ionisierende Strahlen auf Menschen einwirken, d.h. wie hoch das Risiko für Krebs oder vererbbare Krankheiten ist. Hinweise gibt die Rückseite des Röntgenpasses. In der Schweiz beträgt die natürliche Strahlendosis pro Jahr und Person rund 1 mSv. Radonbelastung, medizinische Anwendungen, Keimzellen usw. einberechnet, sind es rund 4 mSv. Sie liegt zum Teil über der natürlichen Strahlendosis, sodass als Prinzip gilt: Jede unnütze und unnötige Strahlenexposition ist zu unterlassen und jede nötige Strahlenbelastung so niedrig wie möglich zu halten.

Welche Vorteile hat das Röntgen?
Röntgenaufnahmen ermöglichen eine schnelle und relativ eindeutige Diagnose. Röntgenuntersuchungen erfolgen auf Indikation, d.h. es besteht eine Fragestellung, welche mit der Röntgenuntersuchung besser beantwortet werden kann. Röntgenstrahlen werden zudem für die Behandlung von gut- oder bösartigen Erkrankungen eingesetzt.

Welche Alternativen zum Röntgen gibt es?
Andere bildgebende Verfahren heissen **Ultraschall** (Sonografie), **Magnetresonanztomografie** (MRT), **Computertomografie** (CT) und **Szintigrafie** bzw.

PET (nuklearmedizinische Verfahren). Sie beantworten nicht die gleichen Fragestellungen wie Röntgenuntersuchungen, weshalb spezifische ärztliche Kenntnisse nötig sind für die entsprechende Indikation und Auswertung des jeweiligen Verfahrens. Die Hochfrequenzwellen des Ultraschalls (Sonografie) sind gefahrlos. Die Magnetresonanztomografie erzeugt keine Röntgenstrahlung, sondern ein Magnetfeld. Wegen des starken Magnetfeldes und dem lauten rhythmischen Klopfen ist ein MRT-Untersuch nicht möglich bei Patienten mit Platzangst, Metallimplantaten, Herzschrittmachern sowie Hörproblemen. Verlangen Sie der Sicherheit halber immer einen Hörschutz. Ein CT hat im Vergleich zum normalen Röntgen eine viel höhere Strahlenbelastung. Nuklearmedizinische Verfahren wie z.B. Szintigrafie (Bildgebung mit radioaktiven Substanzen) oder PET (Positronen-Emission-Tomografie) bringen unterschiedliche Strahlenbelastungen mit sich, in der Bandbreite von normalen Röntgenbildern bis zu CT-Untersuchungen. Nachfragen lohnt sich im Einzelfall.

Darf ich Röntgenbilder bei meinem Arzt bestellen und sie zu einem anderen Arzt oder ins Spital mitnehmen?
Die Röntgenaufnahmen, die ein Arzt in einem öffentlichen Spital macht, gehören dem Spital. Patienten haben jedoch einen Anspruch auf eine Kopie (Kopie auf CD verlangen, evtl. gebührenpflichtig). Im Privatspital sind Ihnen die Originalröntgenbilder auszuhändigen, und zwar unentgeltlich. Will der Arzt für sich eine Kopie behalten, muss er die Kosten dafür selber tragen. Wenn Sie sich das Röntgenbild aushändigen lassen, entbinden Sie den Arzt von der Archivierungspflicht. Heutzutage werden Röntgenbilder häufig in Computern oder auf CD gespeichert, was das Kopieren und Mitnehmen vereinfacht.

Werden Röntgenaufnahmen in jedem Fall von der Kasse bezahlt?
Röntgenaufnahmen, die von einem Arzt angeordnet werden, sind kassenpflichtig.

Wer haftet für die Röntgenbilder, wenn diese verloren gehen?
Röntgenbilder gehen selten verloren. Manchmal sind sie in Archiven falsch abgelegt, dann ist der Suchaufwand gross. In der Regel haftet derjenige für Röntgenbilder, der sie zuletzt in den Händen gehabt hat – in der Praxis also der Arzt und im Spital die Röntgenabteilung.

SPO-RATGEBER:
ANLEITUNG FÜR DAS ENTKLEIDEN BEI UNTERSUCHUNGEN

Muss ich mich für die Untersuchung ausziehen?
Patientinnen und Patienten werden manchmal angewiesen, sich im Arztzimmer für die Untersuchung mehr oder weniger vollständig zu entkleiden und zu warten. Sich vollständig zu entkleiden, empfinden viele als erniedrigend. Auch wenn sich im Untersuchungsraum keine Kabine befindet oder ein Sichtschutz mit Vorhang fehlt, kann das «Hose runter lassen» direkt vor dem Arzt entwürdigend wirken.

Zu einem sorgfältig eingerichteten Untersuchungszimmer gehört eine Umkleideecke oder ein Paravent als Sichtschutz. Falls diese Einrichtungen fehlen, sind unangenehme Gefühle beim Entkleiden normal und verständlich.

Fragen Sie grundsätzlich vorher immer beim Arzt oder bei der medizinischen Praxisassistentin (MPA) genau nach, wie weit Sie sich frei machen müssen. Oder fragen Sie, welche Untersuchung als Erste stattfindet, damit Sie nicht unnötig entblösst vor dem Arzt stehen.

Vollständig nackt muss der Patient nie vor dem Arzt stehen oder auf der Liege warten. Selbst im Operationsaal wird der Patient nach Ablegen des Nachthemds sofort mit warmen Tüchern bedeckt. Frei bleiben nur diejenigen Körperteile oder Flächen, die für die Untersuchung oder Behandlung relevant sind.

Für Patienten ist es oft schwierig abzuschätzen, welche Abtastungen durch den Arzt zur Stellung der Diagnose notwendig sind. Unklar ist damit auch die Grenze zum sexuellen Übergriff. Zu Ihrem Schutz erfahren Sie im Folgenden einige Tipps für konkrete Untersuchungen.

Allgemeine Empfehlung
Für die Untersuchung (je nachdem mit oder ohne BH) zur Bedeckung des Oberkörpers ein Top bzw. Unterleibchen tragen oder mitnehmen, das Sie einfach nach oben schieben und auch schnell wieder nach unten ziehen können.

Generelle Untersuchungen
Grundsätzlich nur den Oberkörper frei machen, Unterhose samt Hosen anbehalten.
- EKG (Elektrokardiogramm): BH ausziehen
- Ultraschall Brust: BH ausziehen
- MRI Oberkörper: BH in der Regel ausziehen (Metallteile)
- Röntgen Brustkorb/Lunge: BH nicht ausziehen
- Abhören von Herz und Lunge: BH nicht ausziehen

Bei einem grossflächigen oder breiten BH soll Sie der Arzt, falls nötig, bitten, jeweils einen Teil zur Seite zu schieben. Falls Sie das vermeiden wollen, nehmen Sie für die Untersuchung ein Top (wie in der allgemeinen Empfehlung beschrieben) mit, das Sie leicht hin und her bewegen können.

Dermatologie
Falls der Arzt Ihren Körper nach auffälligen Hautmerkmalen (z.B. Hautkrebsscreening) untersuchen soll, können Sie erst den Oberkörper frei machen (BH nach Absprache ausziehen). Im Anschluss daran bedecken Sie den Oberkörper wieder mit einem Top und ziehen dann erst die Hosen aus. Die Genitalien werden in diesem Rahmen nur nach vorgängiger Absprache mit Ihnen inspiziert. Den Slip können Sie deshalb meist anbehalten.

Gynäkologie und Urologie
Falls Sie sich auf den Untersuchungsstuhl setzen bzw. legen müssen, können Sie das in einem Top bzw. T-Shirt tun, damit Sie nicht völlig nackt daliegen müssen.

Zum Schluss
Eingriffe in die physische und psychische Integrität finden statt bei anzüglichen Bemerkungen, unangemessenen körperlichen Untersuchungen bis hin zum sexuellen Kontakt. Die Erfahrungen aus der Praxis zeigen, dass Patienten Bemerkungen und sexuell gefärbte Körperkontakte von Ärzten oft als gut gemeinte Gesten verstehen oder so lange uminterpretieren, bis die Grenzverletzungen eindeutig werden. Vorbeugend können Sie bei Untersuchungen eine Vertrauensperson als Begleitung mitnehmen. Vermeiden Sie in Zweifelsfällen zudem Abendtermine, bei denen weiteres Fachpersonal mit grosser Wahrscheinlichkeit nicht anwesend ist.

SPO-RATGEBER:
RECHTE UND PFLICHTEN VON PATIENTEN

1. RECHT AUF INFORMATION

Aufklärung
Informieren Sie sich vor einem Behandlungsentscheid über die damit verbundenen Vorteile und Nachteile. Erkundigen Sie sich über alle zur Verfügung stehenden alternativen Behandlungen oder Therapien.

Nur wenn der Arzt Sie umfassend über das medizinische Vorgehen aufklärt, können Sie abschätzen, welche Behandlung Sie wollen. Fragen Sie nach, wenn die Information nicht verständlich ist, und verlangen Sie vom Arzt eine Kopie des Aufklärungsprotokolls und weitere schriftliche Unterlagen (auch in Form einer grafischen Skizze) über die geplante Behandlung, damit Sie zu Hause in Ruhe mit Ihren Angehörigen darüber sprechen können. Wenn Sie sich dennoch unsicher fühlen, können Sie eine Zweitmeinung einholen.

Krankengeschichte (Patientendossier)
Der Arzt muss den Ablauf der medizinischen Behandlung mit den Diagnosen und den Krankheitsverlauf in Ihrer Krankengeschichte dokumentieren. Die Resultate von körperlichen Untersuchungen (Befunde) gehören dazu. Sie haben jederzeit das Recht, Ihre Krankengeschichte einzusehen. Sie können vom Arzt auch eine vollständige Kopie Ihres Patientendossiers verlangen. Siehe:

- *SPO-Ratgeber – Umgang mit der Krankengeschichte (Seite 105)*

2. RECHT AUF EINWILLIGUNG ODER ABLEHNUNG

Selbstbestimmungsrecht
Erst wenn Sie über Ihre Diagnose und die Behandlungsmöglichkeiten aufgeklärt sind, können Sie selbstbestimmt über das medizinische Vorgehen entscheiden und in die Behandlungsvorschläge des Arztes einwilligen oder diese ablehnen. Sie haben auch das Recht, die Behandlung zu unterbrechen oder Vorsorgeuntersuchungen abzulehnen.

Patientenverfügung
Für den Fall Ihrer Urteilsunfähigkeit können Sie vorsorgen, indem Sie Ihre Therapiewünsche in einer Patientenverfügung im Voraus schriftlich festhalten. Beachten Sie dazu die Patientenverfügung und Wegleitung der Schweizerischen Stiftung SPO Patientenschutz.

Gesetzliches Vertretungsrecht von Angehörigen
Haben Sie für den Fall Ihrer Urteilsunfähigkeit keine Patientenverfügung verfasst, so werden Sie seit Inkrafttreten des neuen Erwachsenenschutzrechts im Januar 2013 von Ihren Angehörigen vertreten. Die Zuständigkeit bei der Vertretung durch Angehörige in medizinischen Angelegenheiten erfolgt in einer vom Gesetzgeber vorgesehenen Reihenfolge. Siehe:

- *Patientenverfügung SPO mit Informationsbroschüre*
- *SPO-Ratgeber – Abklärungen vor einer Operation*
- *Neues Erwachsenenschutzrecht (Art. 360 bis 381 ZGB-Bestimmungen)*

3. RECHT AUF PRIVATSPHÄRE

Schweigepflicht
Ärzte und ihre Hilfspersonen unterstehen grundsätzlich der gesetzlichen Schweigepflicht. Die Informationen über Ihren Gesundheitszustand und das medizinische Verfahren müssen vom gesamten medizinischen Fachpersonal vertraulich behandelt werden. Nur in bestimmten Ausnahmefällen dürfen diese Informationen ohne Ihre vorgängige Einwilligung ausgehändigt werden.

Datenschutz
Ihre Krankengeschichte enthält Gesundheitsdaten, die das Datenschutzgesetz als besonders schützenswerte Daten bezeichnet. Das Eidgenössische Datenschutzgesetz des Bundes (für Privatspitäler und Krankenkassen) und die kantonalen Datenschutzgesetze (bei öffentlichen Spitälern) gewährleisten den Schutz Ihrer Daten, die im Grundsatz nur mit Ihrer Einwilligung bearbeitet werden dürfen.

Darüber hinaus bestehen jedoch unter bestimmten Umständen (ansteckende Krankheiten, Verdacht auf Verbrechen oder Vergehen etc.) ärztliche

Melderechte und Meldepflichten, die den Arzt dazu verpflichten oder ihm erlauben, auch ohne Ihr Einverständnis Daten weiterzuleiten.

Körperliche Integrität und Intimität
Sie haben Anspruch auf Achtung Ihrer persönlichen Privatsphäre während der medizinischen Behandlung, die in einer angemessenen Umgebung und nur in Anwesenheit des notwendigen Personals stattfinden soll. Anzügliche Bemerkungen des Arztes dürfen Sie umgehend zurückweisen. Nur bei wenigen Untersuchungen müssen Sie den Slip oder BH ausziehen. Vollständig nackt müssen Sie sich gar nie untersuchen lassen. Siehe:

- *SPO-Ratgeber – Anleitung für das Entkleiden bei Untersuchungen*
- *Weiterführende Hinweise siehe Eidgenössischer Datenschutz: http://www.edoeb.admin.ch*

4. RECHT AUF SICHERHEIT

Ärztliche Sorgfalt
Ärzte und ihr Personal müssen die Sicherheits- und Qualitätsstandards einhalten. Sie haben Anspruch darauf, dass der Arzt die Behandlung sorgfältig durchführt. Ein Anspruch auf einen Behandlungserfolg besteht jedoch nicht.

Patientensicherheit
Leisten Sie einen Beitrag zur eigenen Sicherheit, indem Sie eine aktive Rolle übernehmen. Seien Sie aufmerksame Beobachter und melden Sie Unstimmigkeiten z.B. bei Medikamenteneinnahme oder Blutentnahmen etc. umgehend. Achten Sie auf die Händehygiene der Fachpersonen und kontrollieren Sie, sofern Sie dies können, die Medikamente, Infusionen etc., die Ihnen verabreicht werden. Helfen Sie aktiv mit, Verwechslungen zu vermeiden, und haben Sie keine Angst vor negativen Reaktionen des Fachpersonals.

Erkundigen Sie sich vor dem Austritt aus dem Spital, ob das Übergabegespräch stattgefunden hat. Siehe:

- *Patientenbroschüre: «Fehler vermeiden – Helfen Sie mit!»*

5. RECHT AUF BESCHWERDE

Unzufriedenheit mit der Behandlung
Fühlen Sie sich vom Arzt nicht verstanden oder haben Sie den Eindruck, nicht richtig behandelt worden zu sein? Dann ist ein klärendes Gespräch mit den Beteiligten hilfreich. Lässt sich der Konflikt mit einem Gespräch zwischen den direkt Beteiligten nicht lösen, können Sie sich an die jeweilige Ombudsstelle des Spitals oder des Ärztenetzwerks wenden.

Sollten auch diese Bemühungen nicht zum erwünschten Ziel führen, können Sie sich an unabhängige Patientenorganisationen wenden, die für Sie den Sachverhalt abklären. Siehe:

- Melden Sie sich bei der SPO – wir helfen Ihnen gerne weiter: www.spo.ch

6. PFLICHTEN DES PATIENTEN

Schadenminderungspflicht
Grundsätzlich kann Ihre Versicherung Leistungen kürzen, wenn Sie die zumutbaren Massnahmen nicht ergreifen, um die Folgen der gesundheitlichen Beeinträchtigung bestmöglich zu mildern. Sinnvoll ist, dass Sie die Therapieanweisungen des Arztes notieren und bei Unklarheiten Fragen stellen. Äussern Sie Ihre Bedenken umgehend und teilen Sie dem Arzt mit, wenn Sie mit dem medizinischen Vorgehen nicht einverstanden sind.

Informieren Sie Ihren Arzt genau über Ihren Gesundheitszustand, indem Sie präzise über die Symptome Ihrer Krankheit berichten.

Information über Kosten
Erkundigen Sie sich, wer für die Kosten der jeweiligen Leistungen aufkommt. Bei Nichtpflichtleistungen und bei Behandlungen in Privatspitälern ist vor dem Klinikeintritt unbedingt eine schriftliche Kostengutsprache der Krankenkasse einzuholen.

Meldepflichten
Wenn Sie Ihren Wohnort wechseln, müssen Sie dies der Krankenkasse umgehend mitteilen.

Rechnung überprüfen
Überprüfen Sie die Arzt- und Spitalrechnung sofort nach Erhalt und melden Sie sich bei der Krankenkasse, wenn Sie eine fehlerhafte Abrechnung vermuten.

Verantwortung übernehmen
Stellen Sie bei Unklarheiten im Rahmen der Therapie alle nötigen Fragen. Nennen Sie alle medizinischen Vorzustände. Verlangen Sie vom Aufklärungsprotokoll eine Kopie. Erkundigen Sie sich über das Vorgehen nach dem operativen Eingriff bezüglich Rehabilitation und Arbeitsunfähigkeit etc.

SPO-RATGEBER:
UMGANG MIT DER KRANKENGESCHICHTE (PATIENTENDOSSIER)

1. Grundsätzliches
Sie erteilen dem Arzt alle Auskünfte, die er für die Behandlung benötigt und die Ihre Mitwirkungsmöglichkeiten bei der Behandlung verbessern. Auf diese Weise finden die erforderlichen Informationen Eingang in Ihre Krankengeschichte. Fragen Sie den Arzt im Zweifelsfall, weshalb er Informationen benötigt, die Ihrer Meinung nach nicht direkt mit der Behandlung zu tun haben.

2. Einsicht in die Krankengeschichte
Sie haben jederzeit die Möglichkeit, Ihre eigene Krankengeschichte einzusehen. Falls Sie dies möchten, schreiben Sie Ihrem Arzt, dass Sie eine Kopie der Krankengeschichte mit Bestätigung der Richtigkeit und der Vollständigkeit der Akten erhalten möchten. Sie können auch Auszüge aus der Krankengeschichte (z.B. Austrittsberichte des Spitals) oder das Original verlangen (z.B. beim Arztwechsel). Der Arzt ist befugt, auf Ihren Wunsch Aufzeichnungen anderer Ärzte auszuhändigen.

3. Modalitäten
Die Kopie der Krankengeschichte ist in der Regel kostenlos. Bei öffentlichrechtlichen Spitälern kann gemäss kantonalen Gebührenvorschriften eine Kostenbeteiligung verlangt werden. Die Krankengeschichte sollte Ihnen innert 30 Tagen übermittelt werden und gut leserlich sein. Andernfalls verlangen Sie eine wortgetreue Abschrift.

4. Röntgenbilder
Die Röntgenbilder bleiben während mindestens 10 Jahren in der Arztpraxis. Sie können die Bilder aber auch beziehen (kostenlos) und bei sich aufbewahren. Verlangen Sie, dass diese per Einschreiben versandt werden. Röntgenbilder, die in einem öffentlichen Spital angefertigt wurden, gehören hingegen nicht Ihnen, sondern dem Spital. Das Kopieren müssen Sie allenfalls bezahlen. Verlangen Sie vorher dazu einen Kostenvoranschlag.

5. Labordaten
Wünschen Sie Labordaten direkt vom Institut? Verlangen Sie dies schriftlich und legen Sie eine Kopie Ihrer Identitätskarte bei.

6. Aufbewahrungsdauer
Die obligatorische Aufbewahrungsfrist für Krankengeschichten und Röntgenbilder beträgt zehn Jahre. Möchten Sie verhindern, dass Ihre Krankengeschichte nach dieser Zeit vernichtet wird, bewahren Sie diese bei sich zu Hause auf.

7. Ende des Behandlungsverhältnisses
Gibt der Arzt die Praxis auf, so muss er sich bei Ihnen vergewissern, dass er Ihre Krankengeschichte seinem Nachfolger überlassen darf. Stirbt der Arzt, so empfehlen wir Ihnen, sich selbst um Ihre Krankengeschichte zu kümmern. Verlangen Sie beim Praxisnachfolger oder bei den Erben die Herausgabe Ihrer Krankenakten. Sollte beides nicht zum Ziel führen, wenden Sie sich an die kantonale Ärztegesellschaft.

8. Warnung vor Generalvollmacht
Beim Arzt, im Spital oder seitens der Versicherung werden Sie immer häufiger dazu eingeladen, Vollmachten zu unterzeichnen. Verweigern Sie Generalvollmachten, denn diese sind in der Regel gesetzwidrig. Erkundigen Sie sich stattdessen über den genauen Zweck der Vollmacht. Wenn Sie es für richtig halten, geben Sie Ihre Angaben und Ihre Einwilligung nur für diesen ganz bestimmten Zweck und streichen Sie den Rest. Behalten Sie eine Kopie der Vollmacht bei sich.

SPO-ANLAUFSTELLEN FÜR PATIENTEN

Schweizerische Stiftung SPO Patientenschutz
Geschäftsstelle und Beratung
Häringstrasse 20
8001 Zürich
044 252 54 22 für Mitglieder
0900 56 70 47 für Nichtmitglieder
(Kosten: Fr. 2.90/Min. ab Festnetz)
zh@spo.ch
www.spo.ch

SPO Patientenschutz Bern
Eigerplatz 12
3007 Bern
031 372 13 11 für Mitglieder
0900 56 70 47 für Nichtmitglieder
(Kosten: Fr. 2.90/Min. ab Festnetz)
be@spo.ch
www.spo.ch

SPO Patientenschutz Nordwestschweiz
Im Spitalpark
Fährweg 8
4600 Olten
062 212 55 89 für Mitglieder
0900 56 70 47 für Nichtmitglieder
(Kosten: Fr. 2.90/Min. ab Festnetz)
so@spo.ch
www.spo.ch

SPO Patientenschutz Ostschweiz
Rosenbergstrasse 72
9000 St.Gallen
071 278 42 40 für Mitglieder
0900 56 70 47 für Nichtmitglieder
(Kosten: Fr. 2.90/Min. ab Festnetz)
sg@spo.ch
www.spo.ch

Romandie
Organisation Suisse des Patients Lausanne
Chemin de Mont-Paisible 18
1011 Lausanne
021 314 73 88 pour membres
0900 56 70 48 pour non membres
(Tarif: Fr. 2.90/min. depuis le réseau fixe)
vd@spo.ch
www.spo.ch

Organisation Suisse des Patients Genève
Rue Babrielle-Perret-Gentil 4
1211 Genève 14
022 372 22 22 pour membres
0900 56 70 48 pour non membres
(Tarif: Fr. 2.90/min. depuis le réseau fixe)
ge@spo.ch
www.spo.ch

Tessin
Organizzazione Svizzera dei Pazienti Ticino
Casella postale 1077
6501 Bellinzona
091 826 11 28
ti@spo.ch
www.spo.ch

WEITERE ANLAUFSTELLEN FÜR PATIENTEN

Acredis
Gruppe führender Spezialzentren für Ästhetische Chirurgie
Badenerstrasse 157
8004 Zürich
Tel. 044 283 20 40
www.acredis.com

Dachverband Integration Handicap
Bürglistrasse 1
8002 Zürich
Tel. 044 201 58 26
www.integrationhandicap.ch

Die Dargebotene Hand
Tel. 143

Eidgenössischer Datenschutz- und Öffentlichkeitsbeauftragter
Feldeggweg 1
3003 Bern
Tel. 058 462 43 95
www.edoeb.admin.ch

Institut Dialog Ethik
Interdisziplinäres Institut für Ethik im Gesundheitswesen
Schaffhauserstrasse 418
8050 Zürich
Tel. 044 252 42 01
www.dialog-ethik.ch

Krebsliga Schweiz
Effingerstrasse 40
Postfach 8219
3001 Bern
Tel. 031 389 91 00
www.krebsliga.ch

Ombudsman der Privatversicherung und der SUVA
In Gassen 14
Postfach 2646
8022 Zürich
Tel. 044 211 30 90
www.versicherungsombudsman.ch

Ombudsman Krankenversicherung/ Krankenkassen
Rechtsdienst
Postfach 3565
6002 Luzern 2
Tel. 041 226 10 10
www.ombudsman-kv.ch

Ombudsstelle der Ärzte-Gesellschaft des Kantons Zürich AGZ
Nordstrasse 15
8006 Zürich
Tel. 044 421 14 14
www.aerzte-zh.ch

Ombudsstelle für das Alter – UBA Ostschweiz
Tel. 058 450 61 61
ostschweiz@uba.ch
www.uba.ch

Opferhilfestellen
www.opferhilfe-schweiz.ch

Patienten-Anlauf- und Beratungsstelle (PABS)
Medizinische Gesellschaft
Basel MedGes
Freie Strasse 3/5
4001 Basel
Tel. 061 560 15 15
info@medges.ch

Patientensicherheit Schweiz
Stiftung für Patientensicherheit
Asylstrasse 77
8032 Zürich
Tel. 043 244 14 80
www.patientensicherheit.ch

Procap
Frohburgstrasse 4
Postfach
4601 Olten
Tel. 062 206 88 77
www.procap.ch

Pro Infirmis Schweiz
Feldeggstrasse 71
Postfach 1332
8032 Zürich
Tel. 058 775 20 00
contact@proinfirmis.ch

Rechtsberatungsstelle UP für Unfallopfer und Patienten
Forchstrasse 145
8032 Zürich
Tel. 0800 707 277
www.rechtsberatung-up.ch

Schweizerische Akademie der Medizinischen Wissenschaften (SAMW)
Laupenstrasse 7
3008 Bern
Tel. 061 269 90 30
www.samw.ch

Schweizerische Gesellschaft für Palliative Medizin, Pflege und Begleitung
Bubenbergplatz 11
3011 Bern
Tel.: 044 240 16 21
www.palliative.ch

Schweizerische Stiftung Pro Mente Sana
Hardturmstrasse 261
Postfach
8031 Zürich
Beratungstelefon 0848 800 858
www.promentesana.ch

Schweizerische Zahnärzte-Gesellschaft SSO
Sekretariat SSO
Münzgraben 2
Postfach 664
3000 Bern 7
Tel. 031 313 31 31
sekretariat@sso.ch

Selbsthilfe Schweiz
Laufenstrasse 12
4053 Basel
Tel. 061 333 86 01
www.selbsthilfeschweiz.ch

Spitex Verband Schweiz
Sulgenauweg 38
Postfach 1074
3000 Bern 23
Tel. 031 381 22 81
admin@spitex.ch

Stiftung Linda
Kasinostrasse 30
5000 Aarau
Tel 062 824 05 60
info@stiftung-linda.ch

Stiftung Patientenkompetenz
Sekretariat und Auskünfte
Prof. Dr. G. Nagel
Rütihofstrasse 31
8713 Uerikon
Tel. 044 796 43 90
g.nagel@patientenkompetenz.ch

tarifsuisseag
Römerstrasse 20
Postfach 1561
4502 Solothurn
Tel. 032 625 47 00
tarifcontrolling@tarifsuisse.ch

Verband der Krankenkassen santésuisse
Römerstrasse 20
4502 Solothurn
Tel. 032 625 41 41
mail@santesuisse.ch

Verbindung der Schweizer Ärztinnen und Ärzte FMH
Elfenstrasse 18
Postfach 170
3000 Bern 15
Tel. 031 359 11 11
info@fmh.ch

Stichwortverzeichnis

A
Abklärung vor Operation   17, 21, 46, 48, 53, 93, 101
Absolute Prozentangabe   25
Absolute Risikoangabe   26
Allgemeine Patientenorganisation   8, 9, 19, 75, 103
Allgemeine Versicherungsbestimmungen   32, 64
Alternative   17, 40, 43, 46, 72, 93, 95, 96, 100
Anlaufstelle   12, 56, 75, 79, 80, 107
Ärztedachverband FMH   29, 54, 55, 56, 74, 110
Arztgespräch, Patient-Arzt-Gespräch   21, 38, 93
Ärztliche Standesordnung   54
Aufklären, Aufklärung, Aufklärungsprotokoll (auch OP-Protokoll)   17, 18, 21, 26, 31, 38, 48, 62, 70, 72, 73, 76, 78, 79, 80, 93, 95, 100, 104
Ausserkantonale Behandlung   63, 64, 94

B
Behandlungsentscheid   8, 38, 40, 41, 42, 43, 100
Behandlungsfehler   49, 76, 77, 78, 80, 82
Behandlungskosten   53, 63, 64, 65, 103
Beratungsgespräch   16
Beschwerde   74, 79, 80
Besondere Versicherungsbestimmungen   33
Bewerten   8, 22, 24, 55

C
Charta der Schweiz. Chirurg. Gesellschaft (SGC)   30
CT, Computertomografie   30, 96

D
Diagnose (Def. Zuordnung zu einer Krankheit)   12, 17, 19, 37, 41, 59, 66, 72, 86, 90, 95, 96, 98, 100
DRG Fallpauschalen (stationäre Tarife)   66

E
Einwilligungsformular   48
Entkleiden bei Untersuchungen   56, 98, 102
Entschädigung   59, 82
Evidenz, evidenzbasierte Medizin   24

F
Fallpauschale (stationäre Rechnung, DRG)   66
Fallzahlen   14
FMH (siehe Ärztedachverband)
Franchise   63

G
Gentest   19, 20
Gerichtliche Klage   82
Grundversicherung   32, 63, 64
Gutachten, Gutachter   81, 82

H
Haftpflichtversicherung Arzt   76, 81, 82, 84, 89
Hausarzt   12, 21, 48, 50, 51, 61, 62, 73, 78, 79, 84, 87, 88

I
Indikation   41, 42, 96, 97
Inkontinenz   18, 28, 40, 50
Internet   12, 20, 30, 39, 87, 88

K
Klage, gerichtliche Klage   82
Konflikte   8, 49, 54, 68, 70, 71, 83, 103
Konfliktlösung   8, 70, 71, 72, 83
Kostenfolgen   19, 95
Kostengutsprache   46, 65, 103
Kostenübernahme   32, 63, 67, 80, 89
Kostenvoranschlag   95, 105
Krankengeschichte (Patientendossier)   12, 39, 60, 72, 73, 75, 82, 84, 95, 100, 101, 105, 106
Krankenkasse, Krankenversicherung, KVG   9, 32, 33, 63, 66, 73, 83, 108
Kumulative Risikoangabe   26

L

Lebensqualität 18, 24, 40, 46, 88
Lege artis 54
Leistenhernie (Eingeweidebruch) 11, 21

M

Mammografie-Screening 23, 28
Medikamente
 12, 15, 24, 26, 28, 53, 57, 60, 61, 62, 64, 67, 78, 87, 93, 102
Medizinische Indikation 41

N

NNT (Number needed to treat)
 Wie viele Personen müssen behandelt werden, damit eine Person davon profitiert 28

O

Ombudsstellen 75, 80, 83, 103, 108, 109
Operationsvollmacht
 (siehe Aufklärungsprotokoll) 48, 93
Organspende 73

P

Patient-Arzt-Gespräch 38
Patientenanwalt 81, 84
Patientendossier (Krankengeschichte) 87, 100
Patientenorganisation 8, 9, 12, 19, 75, 103
Patientenorganisationen, krankheitsspezifisch 12
Patientenrechte 7, 54, 66, 72, 75, 76
Patientenverfügung 17, 47, 73, 94, 101
Persönliche Indikation 41, 42
Personalisierte Medizin 19
Proaktives Verhalten 8, 54
Prostata 28, 37, 39, 50
Prozent, Prozentangaben 25, 26, 27, 34

R

Rechte und Pflichten von Patienten 72, 76, 100, 103, 104
Rechte von Patienten
 7, 54, 66, 72, 75, 76, 102
Rechtsschutzversicherung 80, 83, 84
Register (medizinische) 15
Relative Prozentangabe 25
Risikoangaben 26, 27

Risikofaktoren 20
Röntgen
 30, 42, 82, 95, 96, 97, 99, 105, 106
Röntgenpass 31, 96
Rückwärtsversicherungsverbot 33

S

SAMW, Schweiz. Akademie der Medizinischen Wissenschaften
 7, 15, 19, 20, 29, 43, 70, 81, 109
Schweiz. Akademie für Qualität in der Medizin 15
Second opinion: siehe Zweitmeinung
Selbstbehalt 63
Selbstbestimmung 40, 43, 73, 100
Selbsthilfe 9, 75, 100
Sexuelle Übergriffe
 55, 56, 57, 74, 98
Shared decision making, SDM 43
Sicherheit, im Spital
 53, 57, 58, 59, 60, 67
Sicherheitsbeitrag
 8, 53, 57, 60, 61, 62, 67, 102
Spitalaufenthalt 58, 60
Spitalaustritt 62, 102
Spitaleintritt 47, 59, 60, 67, 89
Spitalinfektionen 59
SPO-Ratgeber vor einer Operation 17, 101
Statistik 8, 25
Stiftung für Patientensicherheit 59, 109
Strafrecht, strafrechtliches Verfahren 82
Swiss Medical Board 46
Symptom 45, 60, 61, 76

T

Tarmed (ambulante Tarife) 66
Telemedizin 13
Therapiebezogene Patientenorganisation 8, 9

U

Überbehandlung 19, 29
Überdiagnose 28
Übergriffe, sexuelle 55, 56, 57, 74, 98, 99
Unfall 47, 65, 109
Unfallversicherung, SUVA 63, 65, 83
Urteilsfähigkeit 47, 48, 73, 101

V

Versicherungsbestimmungen
   32, 33, 64
Versicherungsvertragsgesetz, VVG
   32, 33
Vertrauen
   8, 16, 17, 21, 38, 44, 54, 70
Vorbereitung, Gesprächsvorbereitung
   16, 17, 21, 71, 87, 93

Z

Zusatzversicherung
   32, 33, 46, 63, 64, 65
Zweitmeinung
   19, 39, 46, 93, 100

Die Schweizerische Stiftung SPO Patientenschutz
Mit ihrer Arbeit in der Beratung, Information und Öffentlichkeitsarbeit schützt und fördert die Schweizerische Stiftung SPO Patientenschutz seit 1981 die Patientenrechte. Ihre Aufklärung ermöglicht den Patientinnen und Patienten sowie deren Angehörigen eine aktive, verantwortungsvolle Mitwirkung. Aktuelle gesundheitspolitische Themen werden konsequent in die Öffentlichkeit getragen. Die SPO führt an ihrem Sitz in Zürich sowie dezentral an verschiedenen Standorten in der Schweiz einen Beratungsdienst für Patientinnen und Patienten.

Die Autorin
Barbara Züst, lic. iur. HSG und Pflegefachfrau Anästhesie, ist Co-Geschäftsführerin und fachliche Leiterin der Schweizerischen Stiftung SPO Patientenschutz. Sie bringt jahrelange Erfahrung in der Beratung von Patientinnen und Patienten sowie deren Angehörigen mit. Die Autorin dankt allen Beteiligten für die Mitarbeit am SPO Patientenkompass.

Dieses Werk, einschliesslich aller seiner Teile, ist urheberrechtlich geschützt. Jede Verwertung ausserhalb der engen Grenzen des Urheberrechts ist ohne Zustimmung des Verlags unzulässig und strafbar. Das gilt insbesondere für Vervielfältigungen, Übersetzungen, Mikroverfilmungen sowie die Einspeicherung und Verarbeitung in elektronischen Systemen.

Redaktionelle Mitarbeit: SPO-Team
Lektorat: Katharina Blarer, Zürich
Gestaltungskonzept und Layout: Isabel Thalmann, buchundgrafik.ch
Druck: Publikation Digital AG, Gerlafingen

© 2015 Schweizerische Stiftung SPO Patientenschutz, Zürich
Alle Rechte vorbehalten
1. Auflage, April 2015, Xanthippe Verlag
ISBN 978-3-905795-40-0

Bestelladresse
SPO Patientenschutz, Häringstrasse 20, 8001 Zürich
spo@spo.ch, www.spo.ch